CD30阳性
淋巴造血组织疾病病理图谱

主 编 刘卫平 王 哲

副主编 李文瑜 卢朝辉

科学出版社

北京

内 容 简 介

本书以病例为基础，介绍了表达 CD30 的淋巴组织肿瘤和淋巴组织增生性疾病。书中包含五大类 31 种肿瘤，共 62 个病例，病例资料完整，图片精美、丰富；同时收集、整理了参编作者单位常用的 CD30 抗体及平台信息等，可供从事淋巴造血组织疾病诊断和治疗的临床医生和病理医生参考。

图书在版编目（CIP）数据

CD30 阳性淋巴造血组织疾病病理图谱 / 刘卫平，王哲主编 . —北京：科学出版社，2022.3

ISBN 978-7-03-071835-8

Ⅰ . ① C… Ⅱ . ①刘… ②王… Ⅲ . ①造血系统 – 淋巴疾病 – 病理学 – 图谱 Ⅳ . ① R550.2-64

中国版本图书馆 CIP 数据核字（2022）第 040071 号

责任编辑：马晓伟 刘 川 / 责任校对：张小霞
责任印制：肖 兴 / 封面设计：吴朝洪

科 学 出 版 社 出版
北京东黄城根北街 16 号
邮政编码：100717
http://www.sciencep.com
北京汇瑞嘉合文化发展有限公司 印刷
科学出版社发行 各地新华书店经销
*
2022 年 3 月第 一 版 开本：787×1092 1/16
2023 年 4 月第二次印刷 印张：12
字数：270 000
定价：128.00 元
（如有印装质量问题，我社负责调换）

《CD30阳性淋巴造血组织疾病病理图谱》
编写人员

主　编　刘卫平　王　哲

副主编　李文瑜　卢朝辉

编　者　（按姓氏汉语拼音排序）

陈定宝	陈鹭姗	陈子航	程　飞
程润芬	冯晓莉	高亚男	郭凌川
侯英勇	黄雨华	贾丛伟	赖玉梅
李　丹	李　凡	李　昱	李文瑜
刘卫平	卢朝辉	孟　刚	潘华雄
彭　燕	饶慧兰	沈丹华	时云飞
孙　璐	王　琳	王　哲	王　震
王婷婷	王照明	温蓬飞	薛学敏
易红梅	翟琼莉	张继君	张文燕
张智弘	赵　莎		

前　言

CD30 抗原在淋巴造血系统的多种肿瘤和淋巴组织增生性病变中有表达，其表达不仅具有诊断意义，还与治疗密切相关。在我国，针对 CD30 抗原的靶向药物正越来越多地应用于多种淋巴瘤的治疗中。

尽管 CD30 在多种类型的淋巴瘤中表达，但在肿瘤细胞阳性率及表达阳性强度等方面有很高的异质性。CD30 作为药物的靶点，使得临床医生对病理标本 CD30 检测、评估与报告提出了新的要求，因为这不仅关系到药物的选用，也关系到患者的疗效评估。

为了帮助临床和病理医生了解与熟悉各类淋巴组织疾病中 CD30 的表达情况，我们结合多种类型的表达 CD30 的淋巴组织肿瘤和淋巴组织增生性疾病病例，编写了这本《CD30阳性淋巴造血组织疾病病理图谱》。

本书具有以下特色：

（1）参与编写的专家来自我国 19 所大型综合 / 专科医院，阵容强大，具有代表性，其中不乏相关领域的临床医生。

（2）本书以病例为基础，几乎囊括了所有表达 CD30 的淋巴组织增生性疾病 / 淋巴瘤，包括经典型霍奇金淋巴瘤、间变性大细胞淋巴瘤、其他成熟 NK/T 细胞淋巴癌、成熟 B 细胞肿瘤及其他肿瘤，共 31 种类型、62 个病例，病例完整性好，图片精美、丰富。

（3）调研、收集并呈现了编者单位常用的 CD30 抗体及相关检测平台信息，供读者参考。

为方便读者阅读，本书按照病例顺序编排图序。本书适合从事淋巴造血组织疾病诊断和治疗的临床医生与病理医生阅读，希望本书能对广大临床和病理工作者有所帮助。鉴于编者水平有限，书中不妥之处望读者不吝赐教，以便再版时更正。

编　者

2021 年 10 月

目　录

第一章

绪　论

一、CD30 抗体及其功能

1982 年德国基尔大学 Karl Lennert 教授团队研发出了一种针对霍奇金淋巴瘤细胞系的单克隆抗体，并将其命名为 Ki-1，即后来的 CD30 抗体。CD30 是分子量为 120kDa 的跨膜糖蛋白受体，属于肿瘤坏死因子受体（TNFR）超家族成员 8，存在于细胞内、跨膜和细胞外域。CD30 配体（CD30L、TNFSF8 或 CD153）是肿瘤坏死因子超家族的一个成员。

1989 年，Schwanrting 等研发出了可用于甲醛固定及石蜡包埋组织的 CD30 抗体，其克隆号为 Ber-H2。活化的淋巴细胞 [T 细胞、B 细胞和自然杀伤（NK）细胞]、组织细胞和粒细胞常表达 CD30 抗原，一些恶性肿瘤也表达该抗原。典型的 CD30 抗原表达呈细胞膜连续性线性阳性和细胞核旁高尔基区的点状阳性。

CD30 通过一些信号通路介导发挥作用，过表达 CD30 有利于细胞生存。CD30 通过三聚作用（trimerization）和肿瘤坏死因子相关蛋白（tumor necrosis factor associated protein，TRNF）信号介导而活化 NF-κB 信号通路。CD30 也可通过丝裂原活化蛋白激酶（mitogen-activated protein kinase，MAPK）通路，包括细胞外调节蛋白激酶 C ERK1 和 ERK2 通路，向肿瘤细胞传递抗凋亡和促生存信号。早期的研究显示，CD30L 可致霍奇金淋巴瘤细胞系活化和产生细胞因子，对间变性大细胞淋巴瘤（anaplastic large cell lymphoma，ALCL）细胞系具有促凋亡作用。

维布妥昔单抗（brentuximab vedotin，BV）是靶向 CD30 的细胞毒性抗体偶联药物，自 2011 年问世以来，国外开展了不少 BV 的临床研究，涉及多种 T 细胞肿瘤和部分 B 细胞淋巴瘤。2020 年，BV 进入中国市场。作为该药物的靶点，临床医生对病理标本 CD30 的检测、评估与报告提出了新的要求，这不仅关系到药物的选用，也关系到患者的疗效评估。

二、检测 CD30 抗原的意义

对淋巴造血组织疾病 / 肿瘤而言，检测 CD30 抗原表达的意义至少包括以下三个方面：

1. 淋巴瘤的病理诊断与分型　用于以表达 CD30 为必需条件的疾病或肿瘤的诊断，如经典型霍奇金淋巴瘤（classical Hodgkin lymphoma，CHL），各类间变性大细胞淋巴瘤如 ALK（间变性淋巴瘤激酶）+ALCL、ALK-ALCL，原发性皮肤 CD30 阳性 T 细胞淋巴组织增生性疾病（淋巴瘤样丘疹、原发性皮肤 ALCL），以及乳腺植体相关 ALCL 等。

2. 淋巴瘤治疗相关　主要是用于维布妥昔单抗适用患者的筛选。国内外相关研究发现，除了 CHL 和 ALCL 外，多种类型的侵袭性 T 细胞、NK 细胞肿瘤和侵袭性 B 细胞淋巴瘤的瘤细胞会以不同数量和比例表达 CD30 抗原。据文献报道，有 20% ～ 70% 的结外鼻型 NK/T 细胞淋巴瘤表达 CD30 抗原，10% ～ 25% 的弥漫大 B 细胞淋巴瘤（diffuse large B cell lymphoma，DLBCL）表达 CD30 抗原，大多数 EB 病毒（EBV）相关 DLBCL 表达 CD30 抗原。在一些惰性 T 细胞或 B 细胞淋巴瘤向侵袭性淋巴瘤演进或转化时，也会出现 CD30 抗原的表达或其表达水平的升高，如蕈样肉芽肿伴大细胞转化时。因肿瘤组织中存在 CD30 阳性细胞是选择 BV 治疗的基本条件，故建议在淋巴组织肿瘤的病理诊断中常规进行 CD30 的检测。另外，还需指出的是一些非淋巴组织肿瘤，如胚胎癌、神经母细胞瘤、伴软骨分化的肿瘤和上皮样间皮瘤也会表达 CD30 抗原。

3. 淋巴瘤发病与演进的分子机制或预后相关研究　CD30 的表达与一些淋巴瘤的预后相关，部分外周 T 细胞淋巴瘤（peripheral T-cell lymphoma，PTCL），如淋巴瘤样丘疹、ALK+ALCL 和原发性皮肤 ALCL 等都有良好的预后。表达 CD30 的 DLBCL 患者对 R-CHOP 治疗有生存获益，而 EBV 阳性的非特指 DLBCL 瘤细胞表达 CD30 则与不良预后相关，当然，还与该肿瘤涉及的信号通路（如 JAK/STAT）及相关基因有关。非特指 PTCL 瘤细胞高表达 CD30 可能与不良预后相关。蕈样肉芽肿病变组织中瘤细胞发生大细胞转化并常表达 CD30 多提示肿瘤演进。

三、CD30 抗原的检测方法

目前 CD30 的检测方法有三种：

1. 免疫组织化学 / 免疫细胞化学染色　可以进行定位、定性与半定量，是目前最常用的检测方法。国内二级及以上医院病理科均常规开展免疫组织化学（简称免疫组化）染色辅助病理诊断。

2. 流式细胞术　可用于小样本或体液样本的检测，其敏感性高、检测快速且可用于定量分析。

3. 酶联免疫吸附试验（ELISA）　检测血浆中可溶性 CD30 的水平，较少用于临床。

四、免疫组化染色及其质量控制

CD30 免疫组化染色及其质量控制与一般的免疫组化染色相似，需涵盖检测前、检测中和检测后各环节。

以组织样本为例，检测前影响因素有样本的及时固定与组织处理情况、固定液的选择与恰当的固定时间、组织病变情况，特别是组织坏死的范围与程度等。目前国内大多数病理实验室使用的是 10% 的中性缓冲甲醛溶液，固定时间 8 ～ 24 小时能满足 CD30 检测的要求。

检测中影响因素较多，主要有以下几个方面：

1. 抗体的选择、验证与比对　根据各实验室的检测体量及检测平台的具体情况，可选择浓缩型抗体或即用型抗体，前者需稀释使用并需摸索抗体的最佳工作浓度。目前国内外最常使用的 CD30 抗体的克隆号是 Ber-H2，还有 JCM182、IJ12、CON6D/5 和 HRS4 等（见附录二、附录三）。抗体的验证包括新抗体的验证，不同商家同克隆号抗体的比对，同一商家不同克隆号、不同批次和不同运次抗体的比对等。不推荐使用过期抗体。

2. 检测平台的选择 国内免疫组化染色的技术平台有半自动和全自动平台及手工操作等。随着全自动免疫组化染色在我国病理实验室日趋广泛的应用，免疫组化染色的规范化和标准化成为现实。本书中涉及的 19 所大、中型医院病理科的统计结果显示，目前使用的 CD30 检测平台有 Leica、Roche Ventana、Dako、Lumatas 等（见附录二）。

3. 对照的设置 应兼顾染色的强、中和弱表达情况。建议使用扁桃体组织作为外对照，不推荐用已知表达 CD30 的肿瘤组织做对照，如确诊的 CHL 或 ALCL 标本等。

4. 其他因素 经脱钙处理的标本；免疫组化染色过程中的抗原修复，内源性过氧化物酶，内源性生物素；不同克隆号抗体可能出现的非特异着色等。

具备条件的免疫组化实验室应每年参加相关的能力测试（proficiency testing，PT）或室间质评活动，接受质量监督。

五、CD30 检测结果的判读与报告

1. CD30 的表达模式

（1）细胞膜连续的线性阳性及细胞核旁高尔基区的点状阳性模式：被认为是典型的 CD30 抗原表达模式。有研究者认为该表达模式常见于 CHL 和 ALCL，具有一定的鉴别诊断价值。实际上，在日常诊断工作中，在淋巴组织反应性增生性病变的活化 B 细胞，以及部分血管免疫母细胞性 T 细胞淋巴瘤（angioimmunoblastic T cell lymphoma，AITL）内可能出现的霍奇金样细胞或 R-S 细胞中均可见到类似的表达情况。

（2）细胞质弥漫阳性模式：可见于各种活化细胞表达 CD30 抗原的情况。

2. CD30 表达的评估 CD30 表达的评估包括被检测样本中 CD30 阳性细胞数量或比例及染色强度的评估。

CD30 阳性细胞数量或比例的评估方法有以下两种：

（1）百分比计数（0 ～ 100%）：只评估肿瘤细胞时，可同时用 CD30 阳性肿瘤细胞数 / 视野中肿瘤细胞总数，以及 CD30 阳性肿瘤细胞数 / 视野中所有细胞总数；只评估病变组织中 CD30 阳性细胞数量而忽略其是否为肿瘤细胞时（如 AITL），可用 CD30 阳性细胞数 / 视野中所有细胞总数。

（2）图像分析技术：可精确定量所设定的计数细胞群。关于 CD30 染色强度的评估，有采用 0、1+、2+、3+ 进行表述的情况，但从文献报道及实际工作情况来看都不建议应用，因为影响免疫组化染色强度的因素有很多，如染色方法（是否有信号放大）、显色系统的选择及显色时间，同型号而不同设备、不同设备的染色等都可能影响免疫组化染色强度。因此，目前国内外同行已基本达成共识，并推荐进行实际百分比计数及报告，一般是选择热点区域进行百分比计数。对于 CHL，可选择默认为 100%，也可根据实际染色情况进行评估与报告；对于 ALCL，根据世界卫生组织（WHO）造血与淋巴组织肿瘤分类（2016）的推荐，为 ≥ 75%；对于淋巴瘤样丘疹，不同亚型的病变组织中 CD30 阳性细胞的数量多少不一，可选择 CD30 阳性细胞数 / 视野中所有细胞总数。

六、影响 CD30 表达评估的因素

（1）组织坏死致假阳性反应。

（2）组织和细胞挤压致非特异性着色。

（3）同一组织样本采用不同的固定液和（或）不同的免疫组化染色方法可能出现不同的结果。

（4）同一患者不同病变部位的标本或同一标本的不同区域，其染色结果也会有不同或存在差异。因此，推荐对每一次活检样本都要进行 CD30 检测；对体积大的和（或）多个取材样本，可选择 > 1 个组织块进行检测，特别是在首次检测 CD30 阴性或阳性细胞数量较少时，可更换组织块再进行一次检测。

（5）抗体的克隆号与非特异着色，如 Ber-H2 染色时浆细胞呈阳性，JCM182 和 IG12 染色时内皮细胞呈阳性，IG12 染色时巨噬细胞呈阳性。

（6）对同一样本，不同病理医生的判读与评估存在不同程度的个体差异：这可通过建立规范化 CD30 染色评估与判读程序并对病理医生进行培训来解决此类问题。

七、关于淋巴瘤病变组织中 CD30 阳性的阈值

2011 ~ 2018 年国外发表的一些涉及 BV 应用的临床研究中，CD30 阳性截断值 / 阈值（cut-off value）的设定情况见表 0-1。在成熟 T 细胞肿瘤，包括 ALK+ALCL、原发性皮肤 CD30 阳性 T 细胞淋巴组织增生性疾病（原发性皮肤 ALCL 和淋巴瘤样丘疹）、蕈样肉芽肿伴大细胞转化、非特指外周 T 细胞淋巴瘤、血管免疫母细胞性 T 细胞淋巴瘤的研究中，CD30 阳性阈值设定不一，有 5%、10%、15%、20%、25% 等，亦有设最高 – 最低值，以及不考虑 CD30 表达的报道，对 DLBCL 和复发 / 难治性 DLBCL，其 CD30 表达阈值分别为 20% 和 ≥ 1%。目前国内外涉及 BV 应用的临床研究中，应用较多的 CD30 阳性阈值为 10% 或 20%。

表 0-1　维布妥昔单抗相关临床研究中淋巴瘤亚型的 CD30 阳性阈值

作者	期刊	年份	淋巴瘤类型	例数	CD30 阳性阈值
Weisenburger DD 等	*Blood*	2011	PTCL	340	20%
Sabattini E 等	*Haematologica*	2013	PTCL	192	25%
Federico M 等	*J Clin Oncol*	2013	AITL	243	10%
Horwitz SM 等	*Blood*	2014	PTCL	35	15%
Fanale MA 等	*J Clin Oncol*	2014	PTCL	39	1%
Bossard C 等	*Blood*	2014	非皮肤型 PTCL	376	5%
Duvic M 等	*J Clin Oncol*	2015	CTCL	48	10%
Kim YH 等	*J Clin Oncol*	2015	CTCL	32	5%

续表

作者	期刊	年份	淋巴瘤类型	例数	CD30 阳性阈值
Prince HM 等	*Lancet*	2017	CTCL	131	10%
Horwitz S 等	*Lancet*	2019	PTCL	452	10%
Kim YH 等	*Eur J Cancer*	2021	MF	100	10%
Campuzano-Zuluaga G 等	*Leuk Lymphoma*	2013	DLBCL	167	20%
Jacobsen ED 等	*Blood*	2015	r/r DLBCL	68	1%

注：PTCL. 外周 T 细胞淋巴瘤；CTCL. 皮肤 T 细胞淋巴瘤；AITL. 血管免疫母细胞性 T 细胞淋巴瘤；DLBCL. 弥漫大 B 细胞淋巴瘤；MF. 蕈样真菌病；r/r DLBCL. 复发 / 难治性弥漫性大 B 细胞淋巴瘤。

参 考 文 献

Campuzano-Zuluaga G，Cioffi-Lavina M，Lossos I S，et al. 2013. Frequency and extent of CD30 expression in diffuse large B-cell lymphoma and its relation to clinical and biologic factors：a retrospective study of 167 cases[J]. Leuk Lymphoma，54：2405-2411.

Horwitz S，O'Connor O A，Pro B，et al. 2019. Brentuximab vedotin with chemotherapy for CD30-positive peripheral T-cell lymphoma（ECHELON-2）：a global，double-blind，randomised，phase 3 trial[J]. Lancet，393：229-240.

Jaffe E S，Arber D A，Campo E，et al. 2017. Hematopathology[M]. 2nd ed. StLouis：Saunders Elsevier.

Kim Y H，Tavallaee M，Sundram U，et al. 2015. Phase Ⅱ investigator-initiated study of brentuximab vedotin in mycosis fungoides and Sezary syndrome with variable CD30 expression level：a multi-institution collaborative project[J]. J Clin Oncol，33：3750-3758.

Lamarque M，Bossard C，Contejean A，et al. 2016. Brentuximab vedotin in refractory or relapsed peripheral T-cell lymphomas：the French named patient program experience in 56 patients[J]. Haematologica，101（3）：e103-e106.

Onaindia A，Martínez N，Montes-Moreno S，et al. 2016. CD30 expression by B and T cells：a frequent finding in angioimmunoblastic T-cell lymphoma and peripheral T-cell lymphoma-not otherwise specified[J]. Am J Surg Pathol，40：378-385.

Schwab U，Stein H，Gerdes J，et al. 1982. Production of a monoclonal antibody specific for Hodgkin and Sternberg-Reed cells of Hodgkin's disease and a subset of normal lymphoid cells[J]. Nature，299（5878）：65-67.

Schwarting R，Gerdes J，Durkop H，et al. 1989. BER-H2：a new anti-Ki-1（CD30）monoclonal antibody directed at a formol-resistant epitope[J]. Blood，74：1678-1689.

Swerdlow S H，Campo E，Harris N L，et al. 2017. World Health Organization classification of tumor haematopoietic and lymphoid tissue[M]. Revised 4th ed. Lyon，France：IARC Press.

Xu M L，Gabali A，Hsi E D，et al. 2020. Practical approaches on CD30 detection and reporting in lymphoma diagnosis[J]. Am J Surg Pathol，44（2）：e1-e14.

Zinzani P L，Pellegrini C，Chiappella A，et al. 2017. Brentuximab vedotin in relapsed primary mediastinal large B-cell lymphoma：results from a phase 2 clinical trial[J]. Blood，129：2328-2330.

第二章

CD30 阳性淋巴组织肿瘤 / 淋巴组织增生性疾病

第一节　经典型霍奇金淋巴瘤

病例 1　经典型霍奇金淋巴瘤，结节硬化型

病史摘要

女性，20 岁。

主诉：发现颈右侧包块 1 年余。

现病史：1 年前患者无意中发现颈右侧包块，大小约 2.0cm×1.0cm，无局部疼痛、瘙痒、红肿溃破等症状，无发热、盗汗、体重下降。当地医院行对症治疗，未见好转，颈部包块逐渐增大。全身麻醉下行颈右侧包块切除术。

治疗与随访：确诊后，采用 ABVD 方案化疗共 6 个周期，疗效评估为完全缓解（complete response，CR）。

病理表现

病理表现见图 1-1 ～图 1-5。

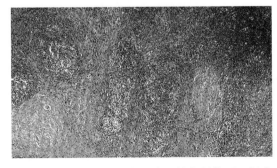 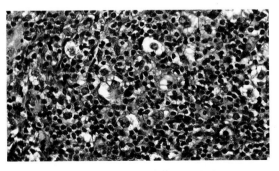

图 1-1　经典型霍奇金淋巴瘤，结节硬化型。粗大的胶原纤维将病变的淋巴结分隔为多个大小不等、形态不规则的结节（低倍）

图 1-2　经典型霍奇金淋巴瘤，结节硬化型。在淋巴细胞、嗜酸性粒细胞、中性粒细胞和组织细胞背景中见体积大的单核、双核及多核陷窝细胞散在分布（高倍）

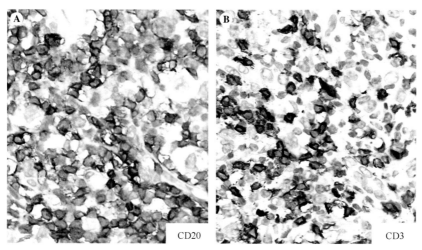

图 1-3　经典型霍奇金淋巴瘤，结节硬化型。肿瘤细胞不表达 CD20（A）和 CD3（B）（高倍）

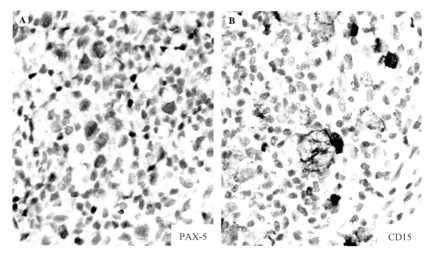

图 1-4　经典型霍奇金淋巴瘤，结节硬化型。肿瘤细胞表达 PAX-5（A）和 CD15（B）（高倍）

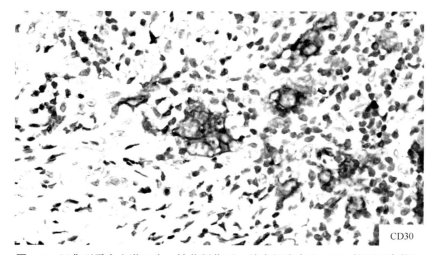

图 1-5　经典型霍奇金淋巴瘤，结节硬化型。肿瘤细胞表达 CD30 抗原（高倍）

抗体：中杉金桥；克隆号：JCM182；检测平台：Leica

病理诊断

病变部位：颈右侧。

样本类型：淋巴结切除活检。

组织病理学：粗大的胶原纤维将病变的淋巴结分隔为多个大小不等、形态不规则的结节（图 1-1）。在淋巴细胞、嗜酸性粒细胞、中性粒细胞和组织细胞背景上见体积大的单核、双核及多核陷窝细胞散在分布（图 1-2）。

免疫组化染色：肿瘤细胞表达 CD30、CD15、PAX-5、MUM1、Ki-67，不表达 CD45、CD20、CD3。

EBV 编码小 RNA 的原位杂交（EBER1/2-ISH）：肿瘤细胞（-）。

诊断：经典型霍奇金淋巴瘤，结节硬化型。

鉴别诊断：

（1）结节性淋巴细胞为主型霍奇金淋巴瘤。

（2）间变性大细胞淋巴瘤。

（3）原发性纵隔（胸腺）大 B 细胞淋巴瘤。

（4）富于 T 细胞 / 组织细胞的大 B 细胞淋巴瘤。

（病例提供者：四川大学华西医院　赵　莎）

病例 2　经典型霍奇金淋巴瘤，结节硬化型（2 级）

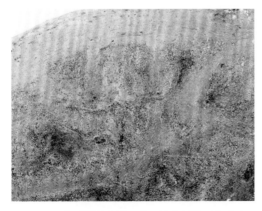

图 2-1　经典型霍奇金淋巴瘤，结节硬化型（2 级）。见纤维化胶原将淋巴结分割成结节状（低倍）

病史摘要

女性，28 岁。

主诉：发现颈部及纵隔肿物 1 个月。

现病史：患者 1 个月前自行发现左颈部肿物，逐渐增大。CT 提示左侧锁骨上区可见多发肿大淋巴结，部分相互融合，最大径 3.5cm；前上纵隔实性肿物，最大径 5.5cm。

病理表现

病理表现见图 2-1 ～图 2-7。

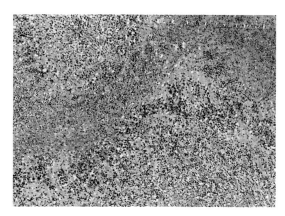

图 2-2 经典型霍奇金淋巴瘤，结节硬化型（2 级）。见坏死灶周围成片、大体积的肿瘤细胞，背景见大量嗜酸性粒细胞（中倍）

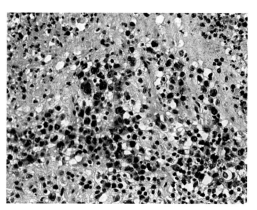

图 2-3 经典型霍奇金淋巴瘤，结节硬化型（2 级）。肿瘤细胞体积大，单核，核大且不规则，部分可见核仁；肿瘤细胞成片生长，细胞边界不清（高倍）

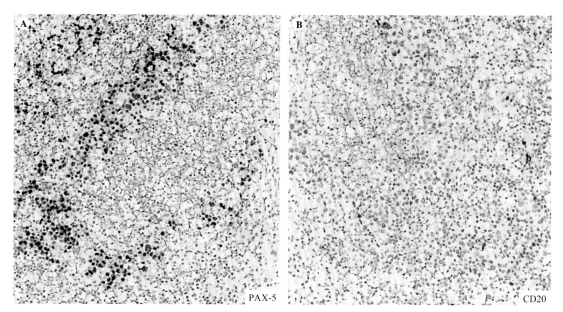

图 2-4 经典型霍奇金淋巴瘤，结节硬化型（2 级）。肿瘤细胞表达 PAX-5（A），不表达 CD20（B）（中倍）

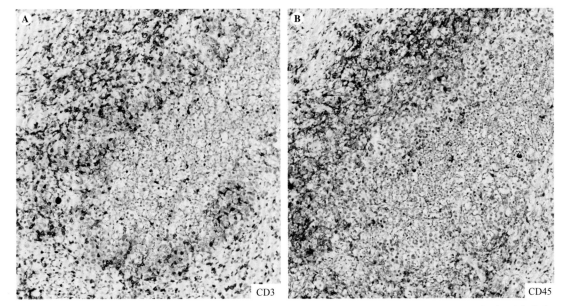

图 2-5 经典型霍奇金淋巴瘤，结节硬化型（2 级）。肿瘤细胞不表达 CD3（A）和 CD45（B）（中倍）

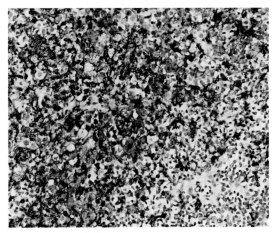

图 2-6 经典型霍奇金淋巴瘤，结节硬化型（2 级）。肿瘤细胞、背景嗜酸性粒细胞表达 CD15（中倍）

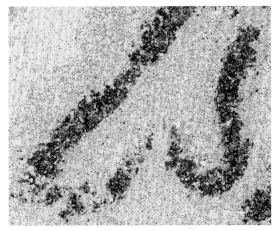

图 2-7 经典型霍奇金淋巴瘤，结节硬化型（2 级）。肿瘤细胞表达 CD30 抗原（中倍）

抗体：Roche；克隆号：Ber-H2；检测平台：Roche Ventana

病理诊断

病变部位：颈左侧。

样本类型：淋巴结切除活检。

组织病理学：淋巴结结构被破坏，淋巴滤泡消失，可见纤维化胶原将淋巴结分割成结节状（图 2-1）；可见坏死，坏死灶周围成片体积大的肿瘤细胞，细胞边界不清，多为单核，核大且不规则，部分可见核仁（图 2-2、图 2-3）。

免疫组化染色：肿瘤细胞表达 CD30、CD15、PAX-5、MUM1 和 Ki-67，不表达 CD20、CD3、ALK、EMA（上皮细胞膜抗原）和 CD45（图 2-4～图 2-7）。

EBER1/2-ISH：肿瘤细胞（－）。

诊断：经典型霍奇金淋巴瘤，结节硬化型（2 级）。

鉴别诊断：

（1）间变性大细胞淋巴瘤。

（2）弥漫大 B 细胞淋巴瘤。

（3）原发性纵隔大 B 细胞淋巴瘤。

（病例提供者：中国医学科学院肿瘤医院 薛学敏 冯晓莉）

病例 3 经典型霍奇金淋巴瘤，混合细胞型

病史摘要

男性，51 岁。

主诉：发现颈左侧肿物 1 年。

现病史：患者 1 年前自行发现颈左侧肿物，逐渐增大。超声提示颈左侧 Ⅱ、Ⅲ、Ⅳ及 Ⅴ 区较多低回声肿物，大者位于 Ⅴ b 区，大小约 3.6cm×1.4cm，形态饱满，皮髓质分界消失，内血流信号较丰富。

病理表现

病理表现见图 3-1～图 3-6。

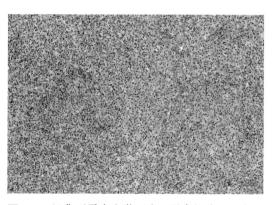

图 3-1 经典型霍奇金淋巴瘤，混合细胞型。在混合细胞的背景中见少量大细胞散在分布（低倍）

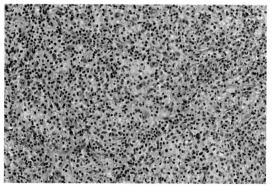

图 3-2 经典型霍奇金淋巴瘤，混合细胞型。背景中见小淋巴细胞、组织细胞和个别嗜酸性粒细胞，肿瘤细胞散在分布（中倍）

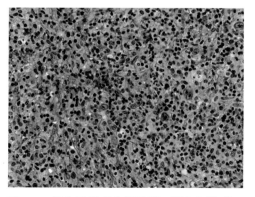

图 3-3 经典型霍奇金淋巴瘤，混合细胞型。霍奇金细胞及 R-S 细胞散在分布（高倍）

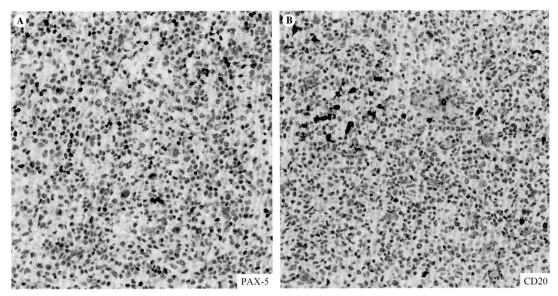

图 3-4　经典型霍奇金淋巴瘤，混合细胞型。肿瘤细胞弱表达 PAX-5（A）和 CD20（B）（中倍）

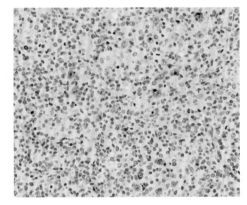

图 3-5　经典型霍奇金淋巴瘤，混合细胞型。肿瘤细胞呈 CD15 核旁点状阳性（高倍）

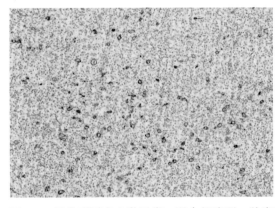

图 3-6　经典型霍奇金淋巴瘤，混合细胞型。肿瘤细胞表达 CD30 抗原（中倍）

抗体：Roche；克隆号：Ber-H2；检测平台：Roche Ventana

病理诊断

病变部位：颈左侧。

样本类型：淋巴结切除活检。

组织病理学：淋巴结结构被破坏，淋巴滤泡消失，在混合细胞的背景中见少量大的异型细胞散在分布（图 3-1）。异型细胞核大，单核或双核，可见中位核仁（图 3-2、图 3-3）。

免疫组化染色：肿瘤细胞表达 CD30、CD15、MUM1、OCT-2 和 Ki-67，弱表达 PAX-5、CD20，不表达 CD3、CD2 和 CD45（图 3-4 ～图 3-6）。

EBER1/2-ISH：肿瘤细胞（＋）。

诊断：经典型霍奇金淋巴瘤，混合细胞型。

鉴别诊断：

（1）结节性淋巴细胞为主型霍奇金淋巴瘤。

（2）间变性大细胞淋巴瘤。

（3）富于 T 细胞 / 组织细胞的大 B 细胞淋巴瘤。

（病例提供者：中国医学科学院肿瘤医院 薛学敏 冯晓莉）

病例 4 经典型霍奇金淋巴瘤，富于淋巴细胞型（1）

病史摘要

女性，50 岁。

主诉：患者于 1 个月前发现颈部肿物，一直未消退。

现病史：发现颈部肿物 1 个月。超声提示颈左侧Ⅳ区多发低回声结节及肿物，大者约 3.4cm×1.7cm，内可见偏心淋巴门，内见条形血流。余颈部、锁骨上未见肿大淋巴结。

病理表现

病理表现见图 4-1 ～图 4-4。

图 4-1 经典型霍奇金淋巴瘤，富于淋巴细胞型。见模糊结节结构，以及散在分布的大细胞（低倍）

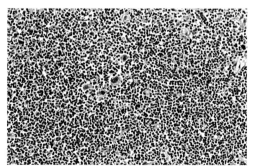

图 4-2 经典型霍奇金淋巴瘤，富于淋巴细胞型。在小淋巴细胞的背景中见少量大的肿瘤细胞散在分布（高倍）

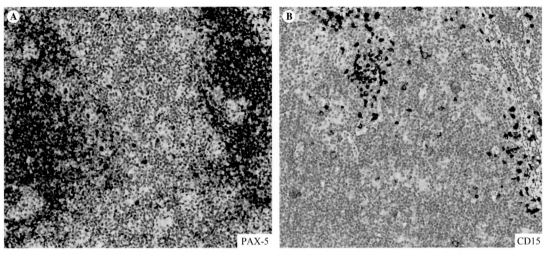

图 4-3　经典型霍奇金淋巴瘤，富于淋巴细胞型。肿瘤细胞表达 PAX-5（A）和 CD15（B）（中倍）

图 4-4　经典型霍奇金淋巴瘤，富于淋巴细胞型。肿瘤细胞表达 CD30 抗原（中倍）

抗体：Roche；克隆号：Ber-H2；检测平台：Roche Ventana

病理诊断

病变部位：左锁骨上区。

样本类型：淋巴结切除活检。

组织病理学：淋巴结结构被破坏，淋巴滤泡消失，淋巴细胞增生成结节状，其间可见散在体积大的异型细胞，核大，单核或多核，可见明显核仁，部分细胞有退变（图 4-1、图 4-2）。

免疫组化染色：肿瘤细胞 CD30（大细胞 +）、CD15（大细胞 +）、ALK（-）、PAX-5（大细胞 +）、MUM1（大细胞 +）、CD20（-）、OCT-2（-）、BOB.1（+）、CD3（-）、EMA（-）、CD45（-）、CD21（FDC+）、CD23（FDC+）、CD4（-）、Ki-67（大细胞 +）（图 4-3、图 4-4）。

EBER1/2-ISH：肿瘤细胞少量（+）。

诊断：经典型霍奇金淋巴瘤，富于淋巴细胞型。

鉴别诊断：

（1）结节性淋巴细胞为主型霍奇金淋巴瘤。

（2）间变性大细胞淋巴瘤。

（3）富于 T 细胞 / 组织细胞的大 B 细胞淋巴瘤。

（病例提供者：中国医学科学院肿瘤医院 薛学敏 冯晓莉）

病例 5 经典型霍奇金淋巴瘤，富于淋巴细胞型（2）

病史摘要

女性，32 岁。

主诉：发热伴喘憋进行性加重 1 月余。

现病史：患者于 1 个多月前无明显诱因出现发热，体温波动于 38.5℃ 左右，伴有进行性加重的喘憋症状。当地医院行颈胸腹增强 CT 示颈部、纵隔、腋窝、腹腔、腹膜后多发淋巴结增大（最大者约 2.8cm×2.5cm），怀疑淋巴瘤，来笔者医院就诊。行左颈部淋巴结切除活检，病理诊断为"经典型霍奇金淋巴瘤Ⅳ期 B（骨髓穿刺活检可见淋巴瘤累及）"，感染可能性评分（IPS）4 分。

治疗与随访：ABVD 方案化疗 8 个周期。腰椎穿刺 + 鞘内注射 12 次。疗效评价：第 2 周期部分缓解（PR）→第 4 周期 CR →第 6 周期 CR（图 5-1）。第 7 周期 ABVD 方案动员化疗后采集干细胞，第 8 周期化疗后疗效评价维持 CR。行自体造血干细胞移植后一般情况可。

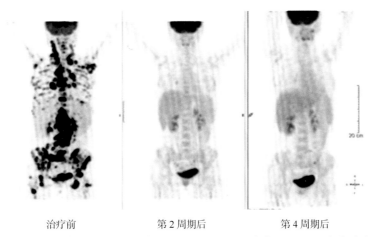

治疗前 第 2 周期后 第 4 周期后

图 5-1 经典型霍奇金淋巴瘤，富于淋巴细胞型。患者使用 ABVD 方案治疗后不同周期 PET/CT 疗效评价图

病理表现

病理表现见图 5-2 ～图 5-11。

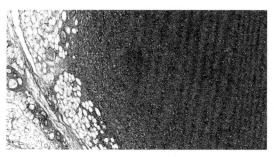

图 5-2 经典型霍奇金淋巴瘤，富于淋巴细胞型。淋巴组织增生，破坏淋巴结固有结构及被膜，累及被膜外脂肪组织（低倍）

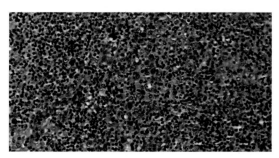

图 5-3 经典型霍奇金淋巴瘤，富于淋巴细胞型。增生的淋巴组织成分复杂，其间可见散在体积较大的异型淋巴样细胞，背景中以分化较成熟的淋巴细胞为主，伴血管增生（中倍）

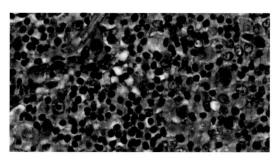

图 5-4 经典型霍奇金淋巴瘤，富于淋巴细胞型。散在分布体积较大的异型细胞，细胞核大、多形，核仁明显。异型细胞部分呈 H/R-S 细胞样，背景中可见少量淋巴细胞（高倍）

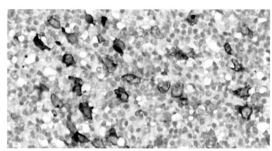

图 5-5 经典型霍奇金淋巴瘤，富于淋巴细胞型。肿瘤细胞表达 CD30 抗原（高倍）

抗体：GeneTech；克隆号：Ber-H2；检测平台：Roche Ventana

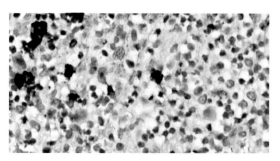

图 5-6 经典型霍奇金淋巴瘤，富于淋巴细胞型。肿瘤细胞不表达 CD20（高倍）

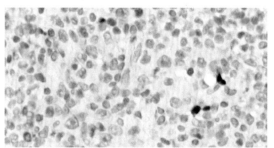

图 5-7 经典型霍奇金淋巴瘤，富于淋巴细胞型。肿瘤细胞不表达 PAX-5（高倍）

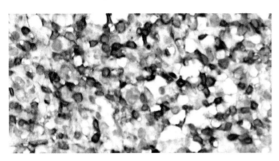

图 5-8 经典型霍奇金淋巴瘤，富于淋巴细胞型。肿瘤细胞不表达 CD3（高倍）

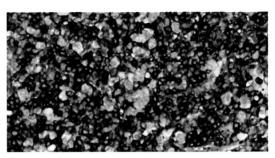

图 5-9 经典型霍奇金淋巴瘤，富于淋巴细胞型。肿瘤细胞不表达 CD45，背景淋巴细胞表达 CD45，并围绕肿瘤细胞呈"花环样反包围"形式（高倍）

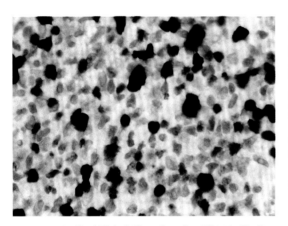

图 5-10 经典型霍奇金淋巴瘤，富于淋巴细胞型。肿瘤细胞表达 Ki-67（高倍）

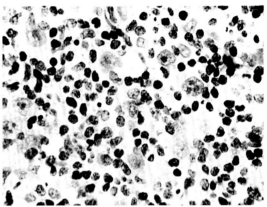

图 5-11 经典型霍奇金淋巴瘤，富于淋巴细胞型。肿瘤细胞 EBER1/2- 原位杂交检测阴性（高倍）

病理诊断

病变部位：颈左侧。

样本类型：淋巴结切除活检。

组织病理学：淋巴结正常结构消失，边缘窦消失，代之以大量淋巴细胞弥漫性浸润，伴血管增生。增生的淋巴样细胞体积偏小，异型性不显著。增生的淋巴组织中见散在体积较大的异型细胞，细胞核大，呈类圆形，可见明显核仁，呈霍奇金细胞特征（图 5-2 ～图 5-4）。

免疫组化染色：肿瘤细胞 CD30（+）、CD20（-）、PAX-5（-）、CD3（-）、CD45（-）、Ki-67（+）（图 5-4 ～图 5-10），另 CD15（-）、EMA（-）、MUM1（+）、Cyclin D1（-）。背景 T 细胞 CD3（+）、CD5（+）、CD7（+）、CD10（-）、PD-1（+）、Bcl-6（散在 +），另 CD21（散在 FDC+）、CD23（散在 FDC+）。

EBER1/2-ISH：肿瘤细胞（-）（图 5-11）。

基因重排检测（PCR + 基因扫描）：检出 *IGH-D* 基因重排；未检出 *TCR*（T 细胞淋巴瘤受体）基因重排。

诊断：经典型霍奇金淋巴瘤，富于淋巴细胞型。

鉴别诊断:
(1) T 细胞为主的淋巴组织非典型增生(T-LAH)。
(2) 外周 T 细胞淋巴瘤, 非特指(PTCL-NOS)。

(病例提供者: 北京大学肿瘤医院　时云飞)

病例 6　经典型霍奇金淋巴瘤治疗后复发再活检

病史摘要

男性, 32 岁。

主诉: 发现胸前区肿物 1 年余。

现病史: 患者 1 年多前无意间发现胸前区肿物, 凸起于皮肤表面, 大小约 10cm×5cm, 伴盗汗。外院胸部增强 CT: 前纵隔占位, 并包绕左头臂静脉、左前胸壁软组织, 心包、升主动脉不除外受侵; 所见范围颈部、中上纵隔、左肺门多发肿大淋巴结; 行纵隔肿物穿刺活检, 病理诊断为经典型霍奇金淋巴瘤, 结节硬化型。骨髓活检未见累及。后于笔者医院行 ABVD 方案化疗, 4 个周期后经正电子发射计算机断层显像(PET/CT)疗效评价为 CR。第 6 周期后再次经 PET/CT 疗效评价时发现病变进展, 遂再取淋巴结活检。

治疗与随访: 确诊后, 改用 DICE 方案治疗, 疾病进展, 后入组"一项评估 PD-1 抗体 SHR-1210 联合 GEMOX 治疗复发或难治性并准备自体造血干细胞移植的经典型霍奇金淋巴瘤患者的开放单臂 II 期临床研究"。4 个周期后 PET/CT 疗效评价为 CR。

病理表现

病理表现见图 6-1 ～图 6-6。

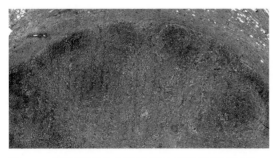

图 6-1　经典型霍奇金淋巴瘤治疗后复发再活检。淋巴结被膜显著增厚, 结构被破坏, 皮髓质结构不清, 可见明显纤维化和玻璃样变, 残存淋巴组织呈结节状分布, 以被膜下为著(低倍)

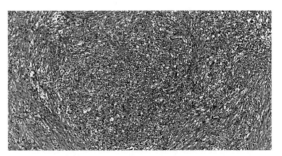

图 6-2　经典型霍奇金淋巴瘤治疗后复发再活检。结节内于嗜酸性粒细胞、小淋巴细胞、组织细胞及中性粒细胞背景中见大量散在分布的异型大细胞(中倍)

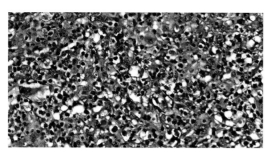

图 6-3　经典型霍奇金淋巴瘤治疗后复发再活检。大细胞胞质中等，单核为主，偶见双核或多核细胞。核大、深染，核仁明显（高倍）

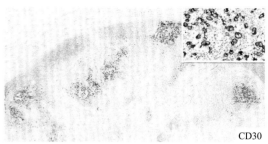

图 6-4　经典型霍奇金淋巴瘤治疗后复发再活检。肿瘤细胞表达 CD30 抗原，阳性率 100%，为细胞膜和高尔基区点状着色（低倍及高倍）

抗体：GeneTech；克隆号：JCM182；检测平台：Roche Ventana

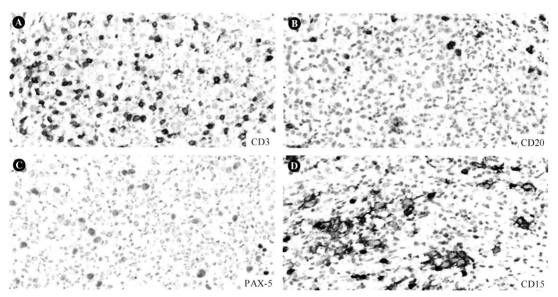

图 6-5　经典型霍奇金淋巴瘤治疗后复发再活检。肿瘤细胞不表达 CD3（A）和 CD20（B），表达 PAX-5（C）（弱）和 CD15（D）（高倍）

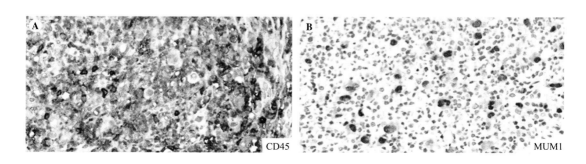

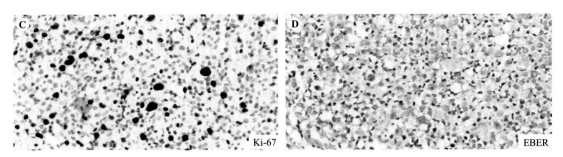

图 6-6   经典型霍奇金淋巴瘤治疗后复发再活检。肿瘤细胞不表达 CD45（A），表达 MUM1（B），
Ki-67 阳性率为 90%（C）。原位杂交染色显示 EBER1/2 阴性（D）（高倍）

病理诊断

病变部位：左腋窝。

样本类型：淋巴结切除活检。

组织病理学：淋巴结被膜显著增厚，结构被破坏，皮髓质结构不清，低倍镜下可见明显纤维化和玻璃样变性，残存淋巴组织呈结节状分布，以被膜下为著。结节内于嗜酸性粒细胞、小淋巴细胞、组织细胞及中性粒细胞背景中可见大量散在分布的异型大细胞，细胞胞质中等，单核为主，偶见双核或多核细胞，核大、深染，有变性，核仁明显（图 6-1 ～图 6-3）。

免疫组化染色：肿瘤细胞表达 CD30（阳性率 100%）、CD15、PAX-5（弱）、MUM1和 PD-L1（22C3），Ki-67 阳性率为 90%，不表达 CD3、CD20、CD45、LMP1、ALK 和EMA；背景组织细胞表达 CD163（图 6-4 ～图 6-6）。

EBER1/2-ISH：肿瘤细胞（−）（图 6-6）。

诊断：经典型霍奇金淋巴瘤，结节硬化型。

鉴别诊断：

（1）间变性大细胞淋巴瘤。

（2）原发性纵隔（胸腺）弥漫大 B 细胞淋巴瘤。

（3）兼有弥漫大 B 细胞淋巴瘤和经典型霍奇金淋巴瘤特征的不能分类的 B 细胞淋巴瘤（灰区淋巴瘤）。

（4）结节性淋巴细胞为主型霍奇金淋巴瘤。

（5）转移癌。

（病例提供者：北京大学肿瘤医院   赖玉梅   时云飞）

第二节　间变性大细胞淋巴瘤和原发性皮肤 CD30 阳性 T 细胞淋巴组织增生性疾病

病例 7　ALK 阳性间变性大细胞淋巴瘤，普通型

病史摘要

女性，52 岁。

主诉：发现左侧腋窝包块半年，增大伴疼痛 3 个月。

病史：患者半年前发现左侧腋窝包块，近 3 个月左侧腋窝包块明显增大伴疼痛，于当地医院行 B 超检查提示低回声包块（大小约 42mm×23mm），2 个月后 B 超提示左侧颈部、锁骨下、腋窝低回声结节（其中腋窝处结节最大约 70mm×48mm），麻醉后行颈右侧腋窝淋巴结切除术。

治疗与随访：患者确诊后行 CHOP 方案化疗，症状明显改善。

病理表现

病理表现见图 7-1 ～图 7-4。

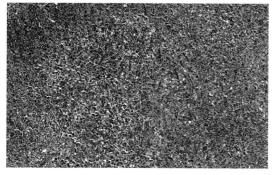

图 7-1　ALK 阳性间变性大细胞淋巴瘤。淋巴结结构破坏，肿瘤细胞呈多形性，体积较大，细胞核明显、不规则，嗜酸或嗜双色（低倍）

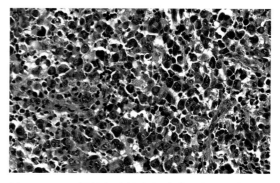

图 7-2　ALK 阳性间变性大细胞淋巴瘤。肿瘤细胞核大、不规则、呈多形性，胞质丰富，染色质呈粗颗粒状，细胞核偏位，呈马蹄形、肾形、分叶状及 Hallmark 细胞形态（高倍）

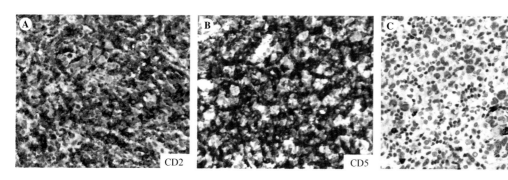

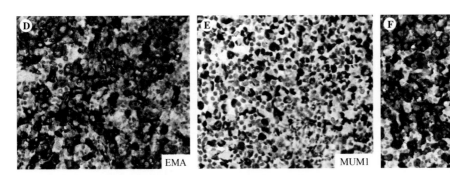

图 7-3 ALK 阳性间变性大细胞淋巴瘤。肿瘤细胞表达 CD2、CD5、EMA、MUM1 和 ALK，不表达 CD20（高倍）

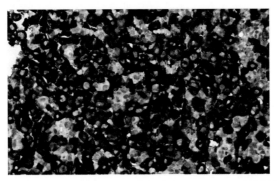

图 7-4 ALK 阳性间变性大细胞淋巴瘤。肿瘤细胞表达 CD30，呈弥漫性强阳性（高倍）
抗体：中杉金桥；克隆号：JCM182；检测平台：Roche Ventana

病理诊断

病变部位：左侧锁骨上区。

样本类型：淋巴结切除活检。

组织病理学：淋巴结结构破坏，肿瘤细胞弥漫性浸润（图 7-1）；肿瘤细胞体积较大，细胞核大、不规则，胞质丰富，呈弱嗜碱性，染色质呈粗颗粒状，细胞核偏位，呈马蹄形、肾形、分叶状及 Hallmark 细胞形态（图 7-2）。

免疫组化染色：肿瘤细胞表达 CD30（细胞膜和高尔基体）、ALK（胞质和核着色）、CD2（局灶）、CD5（灶性）、MUM1、EMA，Ki-67 阳性率 80%（图 7-3、图 7-4），不表达 CD3、CD20、PAX-5、Bcl-2、CD10、Bcl-6。

EBER1/2-ISH：肿瘤细胞（－）。

诊断：ALK 阳性间变性大细胞淋巴瘤，普通型。

鉴别诊断：

（1）ALK 阳性大 B 细胞淋巴瘤。

（2）弥漫大 B 细胞淋巴瘤（间变型）。

（3）霍奇金淋巴瘤。

（4）低分化癌。

（病例提供者：中国科学技术大学附属第一医院　彭　燕）

病例 8 ALK 阳性间变性大细胞淋巴瘤，淋巴组织细胞亚型

病史摘要

男性，6 岁。

主诉：间断高热、咳嗽半个月，面色苍白 6 天。

现病史：患儿间断高热伴咳嗽半个月，面色苍白 6 天。血常规检查示全血细胞减少，轻度贫血 [血红蛋白（Hb）108g/L]。骨髓检查（－）。查体：双颈部、腋窝及腹股沟可扪及多个淋巴结肿大，直径约 1cm，质中、活动度差、无触痛。胸腹部 CT：纵隔、腹膜后、腋下淋巴结肿大。双侧胸腔积液。肝大（剑突下 7.5cm，肋下 4cm）。脾大（Ⅰ 10cm，Ⅱ 10cm，Ⅲ +1cm）。Ann Arbor 分期为 Ⅲ EB 期，国际预后指数（IPI）评分 2 分（低中危）。

治疗与随访：患儿确诊后未行正规治疗，自行出院后 10 天死于肺炎。

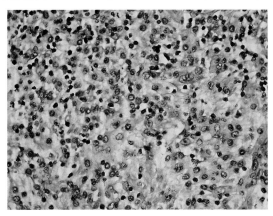

图 8-1 ALK 阳性间变性大细胞淋巴瘤，淋巴组织细胞亚型。在小淋巴细胞和浆细胞的背景中见少量大的异型细胞散在分布（高倍）

病理表现

病理表现见图 8-1 ～图 8-4。

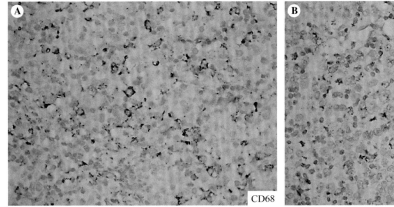

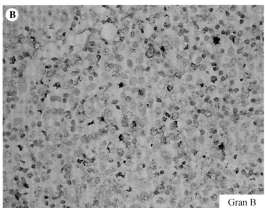

图 8-2 ALK 阳性间变性大细胞淋巴瘤，淋巴组织细胞亚型。背景中的组织细胞表达 CD68（A），肿瘤细胞表达颗粒酶 B（Gran B）（B）（高倍）

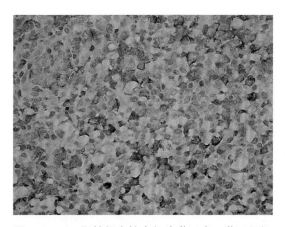

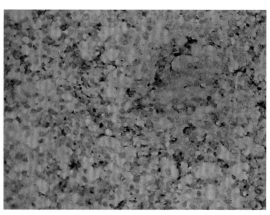

图 8-3　ALK 阳性间变性大细胞淋巴瘤，淋巴组织细胞亚型。肿瘤细胞表达 ALK（高倍）

图 8-4　ALK 阳性间变性大细胞淋巴瘤，淋巴组织细胞亚型。肿瘤细胞表达 CD30 抗原（高倍）
抗体：迈新生物；克隆号：Ber-H2；检测平台：Leica

病理诊断

病变部位：颈左侧。

样本类型：淋巴结切除活检。

组织病理学：淋巴结被膜下窦消失，髓质内淋巴窦扩张，淋巴结结构绝大部分被破坏，内见大量组织细胞，并夹杂中等偏大的异型淋巴样细胞及数量不等的小淋巴细胞、浆细胞和中性粒细胞，可见大量血管增生。皮质区、副皮质区血管周围可见小片状或簇状中等偏大的异型淋巴样细胞增生，部分位于窦内，细胞质丰富、淡染，细胞核不规则、扭曲等，病理性核分裂象多见（30 ～ 50 个 /10HPF），可见个别多形性瘤巨细胞，可见组织细胞增生并有吞噬红细胞现象（图 8-1）。

免疫组化染色：肿瘤细胞表达 CD30、ALK、EMA、Gran B、CD43 和 Bcl-2，不表达 CD45、CD2、CD3、CD4、CD5、CD8、CD45RO、CD56、CD20、CD79a、CD15、MPO（髓过氧化物酶）、CK（肌酸激酶）、TdT（末端脱氧核苷转移酶）和 LMP1。背景大量组织细胞表达 CD68。背景大量 T 细胞表达 CD3、CD43 和 CD7（图 8-2 ～图 8-4）。

EBER1/2-ISH：肿瘤细胞（－）。

诊断：非霍奇金淋巴瘤，外周 T 细胞淋巴瘤，ALK 阳性间变性大细胞淋巴瘤，淋巴组织细胞亚型。

鉴别诊断：

（1）淋巴结反应性增生。

（2）淋巴结不典型增生。

（3）经典型霍奇金淋巴瘤。

（病例提供者：重庆医科大学附属第一医院　李　丹）

病例 9　ALK 阳性间变性大细胞淋巴瘤，小细胞亚型

病史摘要

女性，67 岁。

主诉：发现左乳突下肿大淋巴结 1 个月。

现病史：1 个月前发现左乳突下淋巴结肿大。无发热、乏力、盗汗、体重减轻。局部麻醉下行淋巴结切除术，淋巴结最大径约 1cm。

治疗与随访：确诊后，分期为 Ⅳ A 期，IPI 评分 3 分（高中危）。CHOP 方案治疗 6 个疗程，疗效评估为部分缓解（PR），一个半月后病情稳定（SD）。

病理表现

病理表现见图 9-1 ～图 9-6。

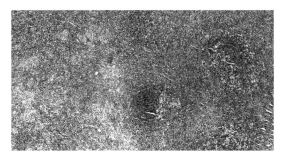

图 9-1　ALK 阳性间变性大细胞淋巴瘤，小细胞亚型。淋巴结结构可辨，部分区域滤泡间区变宽（低倍）

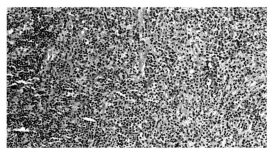

图 9-2　ALK 阳性间变性大细胞淋巴瘤，小细胞亚型。见中等大小的淋巴样细胞成片分布（高倍）

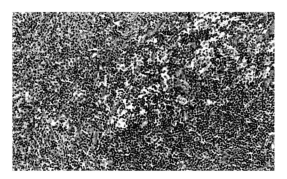

图 9-3　ALK 阳性间变性大细胞淋巴瘤，小细胞亚型。在中等大小的淋巴细胞间见少量大细胞散在分布（高倍）

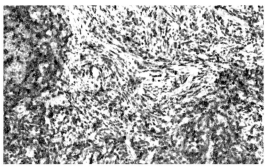

图 9-4　ALK 阳性间变性大细胞淋巴瘤，小细胞亚型。肿瘤性小细胞表达 CD3，大细胞不表达 CD3（高倍）

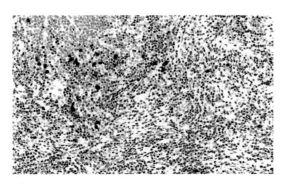

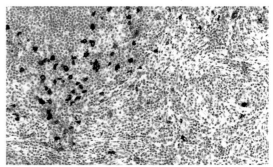

图 9-5　ALK 阳性间变性大细胞淋巴瘤，小细胞亚型。肿瘤细胞表达 ALK（高倍）

图 9-6　ALK 阳性间变性大细胞淋巴瘤，小细胞亚型。肿瘤性大细胞表达 CD30，小细胞不表达 CD30（高倍）

抗体：Leica；克隆号：JCM182；检测平台：Leica

病理诊断

病变部位：左乳突下。

样本类型：切除活检。

组织病理学：淋巴结内见少量滤泡，未见确切生发中心。滤泡边缘有少量异型大细胞散在分布，滤泡间见一些单形性、小至中等大小的淋巴细胞浸润，核形略不规则，胞质中等、透亮（煎蛋样），核分裂象少见，异型大细胞不易见，间质轻中度玻璃样变（图 9-1 ～图 9-3）。

免疫组化染色：肿瘤细胞表达 ALK、Ki-67，肿瘤性大细胞表达 CD30，肿瘤性小细胞表达 CD3、CD4、CD2，不表达 Bcl-2、CD5、CD7、CD8、CD56、TIA-1、Gran B、TdT、PD-1、CD20、CD10、Bcl-6、CD23、Cyclin D1（图 9-4 ～图 9-6）。

EBER1/2-ISH：肿瘤细胞（－）。

诊断：ALK 阳性间变性大细胞淋巴瘤，小细胞亚型。

鉴别诊断：

（1）ALK 阳性间变性大细胞淋巴瘤，经典型。

（2）外周 T 细胞淋巴瘤，非特指。

（3）T 淋巴母细胞淋巴瘤 / 白血病。

（4）非霍奇金淋巴瘤，小 B 细胞淋巴瘤。

（5）经典型霍奇金淋巴瘤（富于淋巴细胞型）。

（6）反应性淋巴结增生。

（病例提供者：中国人民解放军总医院第一医学中心　孙　璐）

病例 10　ALK 阳性间变性大细胞淋巴瘤累及骨

病史摘要

男性，12 岁。

主诉：发现消瘦、贫血貌，伴双下肢无力 3 月余。

现病史：患儿于 3 个多月前出现消瘦、贫血貌，伴双下肢无力。磁共振成像（MRI）检查：右股骨远端异常信号伴周围软组织水肿，考虑恶性肿瘤，右膝关节积液，遂行右股骨远端穿刺活检。PET/CT 检查：肝实质多发低密度结节及肿块影，腹部多发大小不等淋巴结结节影，多发骨质密度不均及骨质破坏，考虑为恶性病变，不除外淋巴瘤。

治疗与随访：行 AA 方案（阿霉素 + 阿胞糖苷）化疗 1 个疗程后出现重度骨髓抑制、粒细胞缺乏及发热，口腔黏膜及周身皮肤出现化疗后皮损及出血点。病原学检查提示患儿存在罗伦特隐球菌菌血症，治疗效果不佳，2 个多月后患儿死亡。

病理表现

病理表现见图 10-1 ～图 10-5。

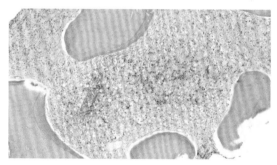

图 10-1　ALK 阳性间变性大细胞淋巴瘤累及骨。肿瘤细胞在骨小梁间弥漫性浸润（低倍）

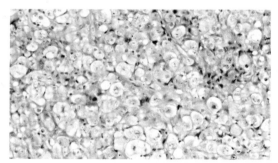

图 10-2　ALK 阳性间变性大细胞淋巴瘤累及骨。肿瘤细胞呈组织细胞样形态，体积较大，细胞质淡染，细胞核染色质疏松，部分可见小核仁（高倍）

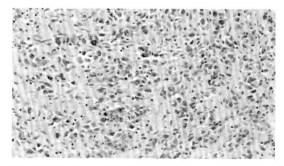

图 10-3　ALK 阳性间变性大细胞淋巴瘤累及骨。可见肿瘤细胞的肾形核、马蹄形核，以及核内包涵体的 "doughnut" 细胞（高倍）

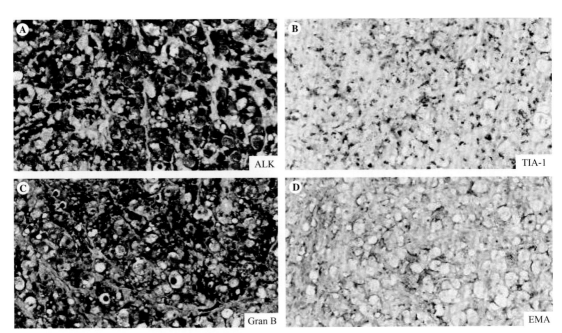

图 10-4　ALK 阳性间变性大细胞淋巴瘤累及骨。肿瘤细胞表达 ALK（A）、TIA-1（B）、Gran B（C）和 EMA（D）（高倍）

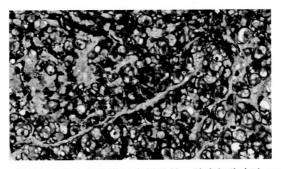

图 10-5　ALK 阳性间变性大细胞淋巴瘤累及骨。肿瘤细胞表达 CD30（高倍）

抗体：中杉金桥；克隆号：JCM82；检测平台：Roche Ventana

病理诊断

病变部位：右股骨远端。

样本类型：穿刺活检标本。

组织病理学：骨小梁间未见正常骨髓及造血细胞。肿瘤细胞于骨小梁间弥漫浸润性生长，部分区域可见骨小梁受累。高倍镜下部分区域瘤细胞呈组织细胞样形态，胞质淡粉染，核大，呈圆形，染色质呈空泡状，部分细胞可见小核仁；部分瘤细胞体积较大，核大、深染，可见肾形核、马蹄形核，以及核内包涵体的"doughnut"细胞。可见活跃的核分裂象（图 10-1 ～图 10-3）。

免疫组化染色：肿瘤细胞表达 CD30、ALK、Gran B、TIA-1 和 EMA（图 10-4、图 10-5），Ki-67 阳性率 80%；不表达 CD3、CD4、CD5、CD7、CD8、CD20、CD43、CD38、CD21、CD23、CD35、CD34、溶菌酶、S-100、CD1a、HMB45、Melan A；背景细胞部分表达 CD68。

诊断：ALK 阳性间变性大细胞淋巴瘤累及骨。

鉴别诊断：

（1）组织细胞肉瘤。

（2）转移性恶性黑色素瘤。

（3）朗格汉斯细胞组织细胞增生症。

（病例提供者：天津医科大学肿瘤医院 程润芬 翟琼莉）

病例 11 ALK 阴性间变性大细胞淋巴瘤浸润胃黏膜

病史摘要

女性，69 岁。

主诉：上腹部胀痛 4 月余。

现病史：因"上腹部胀痛 4 月余"入院，胃镜示胃体大弯侧近胃窦溃疡，行胃大部切除术；术后行全身 CT 未见其他部位病变。

治疗与随访：失访。

病理表现

病理表现见图 11-1 ～图 11-6。

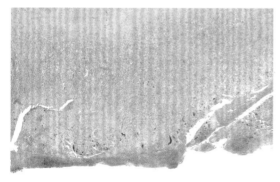

图 11-1 ALK 阴性间变性大细胞淋巴瘤浸润胃黏膜。示黏膜溃疡，溃疡深面见密集细胞分布（低倍）

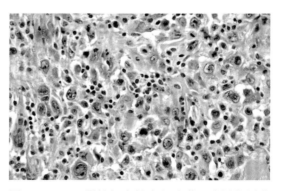

图 11-2 ALK 阴性间变性大细胞淋巴瘤浸润胃黏膜。黏膜内见一些大的异型细胞散在分布（高倍）

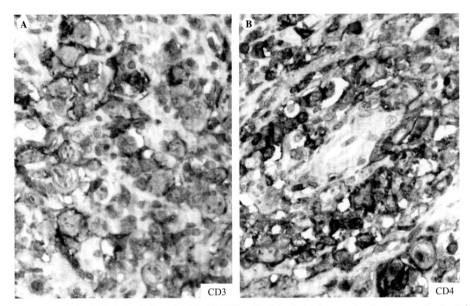

图 11-3　ALK 阴性间变性大细胞淋巴瘤浸润胃黏膜。肿瘤细胞表达 CD3（A）和 CD4（B）（高倍）

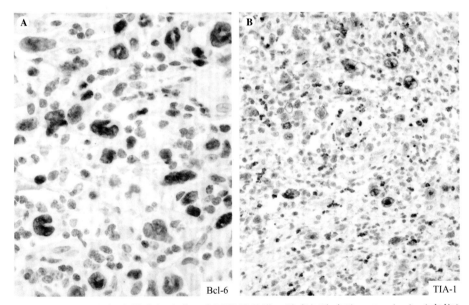

图 11-4　ALK 阴性间变性大细胞淋巴瘤浸润胃黏膜。肿瘤细胞表达 Bcl-6（A）（高倍）和 TIA-1（B）（中倍）

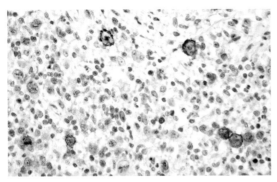

图 11-5　ALK 阴性间变性大细胞淋巴瘤浸润胃黏膜。部分肿瘤细胞表达 EMA（高倍）

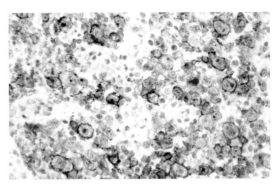

图 11-6　ALK 阴性间变性大细胞淋巴瘤浸润胃黏膜。肿瘤细胞表达 CD30（高倍）
抗体：迈新生物；克隆号：Ber-H2；检测平台：Lumatas

病理诊断

病变部位：胃体大弯侧近胃窦溃疡，病灶大小约 6cm×4.5cm×1.5cm。

样本类型：胃大部切除标本。

组织病理学：低倍镜下，胃黏膜溃疡处异型淋巴样大细胞弥漫浸润，毁损胃壁结构（图 11-1）；高倍镜下，病变大细胞核形不规则，呈肾形、马蹄状和花环状，染色质细腻，部分有明显核仁，呈经典 Hallmark 细胞形态（图 11-2）。

免疫组化染色：肿瘤细胞表达 CD45、CD3、CD4、CD43、CD30（＞80%）、Bcl-6、EMA（部分）、MUM1、TIA-1、穿孔蛋白、Ki-67（＞75%），不表达 CD20、PAX-5、CD15、CD10、CD8、ALK、CK-pan（图 11-3～图 11-6）。

EBER1/2-ISH：肿瘤细胞（－）。

诊断：ALK 阴性间变性大细胞淋巴瘤浸润胃黏膜。

鉴别诊断：

（1）差分化癌。

（2）弥漫大 B 细胞淋巴瘤。

（3）软组织肉瘤。

（病例提供者：江苏省人民医院　王　震　张智弘）

病例 12　ALK 阴性间变性大细胞淋巴瘤伴 *DUSP22* 重排（淋巴结）

病史摘要

男性，67 岁。

主诉：发现左侧腹股沟区包块 1 月余。

现病史：1 个多月前患者无明显诱因发现左侧腹股沟区包块，最大径约 2cm，质韧，活动，无明显压痛。局部无破溃，无红肿热痛。患者无发热、咳嗽、盗汗、体重减轻及皮肤瘙痒等症状。在当地医院急诊科就诊，查血常规：白细胞计数（WBC）8.29×10⁹/L，淋巴细胞比率（LYMPH）30.9%，单核细胞计数（MONO）8.9%，Hb 143g/L，血小板计数（PLT）149×10⁹/L。肝肾功能及凝血功能未见明显异常。彩超检查：左侧腹股沟探及多个异常淋巴结回声，大者约 30mm×14mm，正常结构消失，部分淋巴结内见囊性变，透声差，可探及血流信号。行淋巴结切除活检。局部淋巴结切除 5 天后，该部位再次出现淋巴结肿大，时有减小，现大小约 2cm×2cm，无明显不适。PET/CT 检查示左侧腹股沟淋巴瘤。一般情况良好。

治疗与随访：确诊后接受了 4 个周期化疗（CD30 单抗联合 CHP 方案），病情缓解，随访时仍在治疗中。

病理表现

病理表现见图 12-1 ～图 12-6。

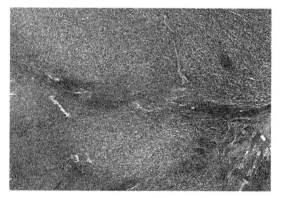

图 12-1 ALK 阴性间变性大细胞淋巴瘤伴 *DUSP22* 重排。淋巴结结构可辨，间区明显变宽（低倍）

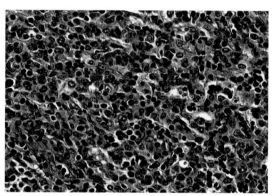

图 12-2 ALK 阴性间变性大细胞淋巴瘤伴 *DUSP22* 重排。大的肿瘤细胞成片分布，部分黏附排列，并见一些小淋巴细胞相间（高倍）

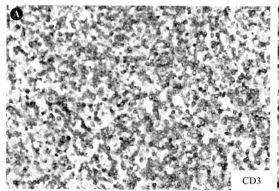

CD3

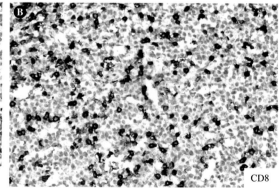

CD8

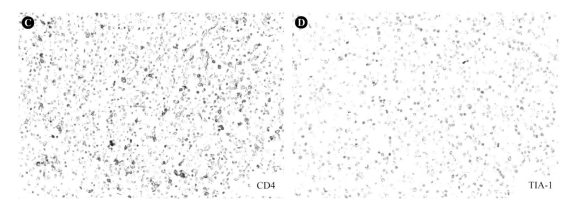

图 12-3　ALK 阴性间变性大细胞淋巴瘤伴 *DUSP22* 重排。肿瘤细胞表达 CD3（A），不表达 CD8（B）、CD4（C），部分表达 TIA-1（D）（高倍）

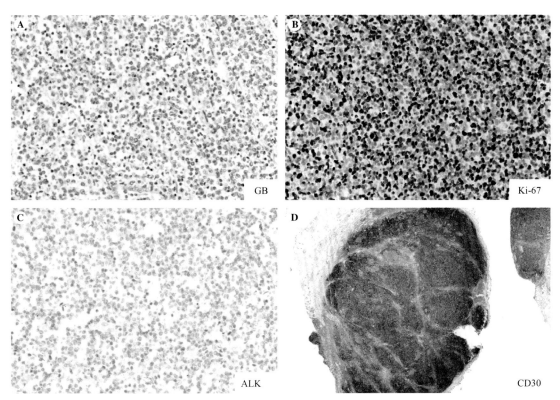

图 12-4　ALK 阴性间变性大细胞淋巴瘤伴 *DUSP22* 重排。肿瘤细胞部分表达 GB（A），不表达 ALK（C），Ki-67 阳性率高（高倍）（B），表达 CD30 抗原（D）（低倍）

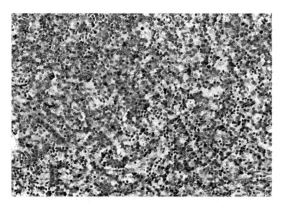

图 12-5 ALK 阴性间变性大细胞淋巴瘤伴 *DUSP22*
重排。肿瘤细胞表达 CD30 抗原（高倍）

抗体：中杉金桥；克隆号：JCM182；检测平台：Leica

图 12-6 ALK 阴性间变性大细胞淋巴瘤伴 *DUSP22*
重排。肿瘤细胞检出 *DUSP22* 基因易位（高倍）

病理诊断

病变部位：左侧腹股沟区。

样本类型：淋巴结切除活检。

组织病理学：低倍镜下，淋巴结结构大部分被破坏，可见残留的淋巴滤泡，滤泡间区变宽（图 12-1），见大的异型淋巴样细胞弥漫性增生。高倍镜下，前述细胞核为圆形或卵圆形，部分核形不规则，核膜清楚，核染色质呈斑块状，有的可见一中位嗜碱性核仁。细胞质中等量，嗜酸性。可见核分裂象（图 12-2）。间质内见一些小血管，内皮不肿胀。

免疫组化染色：肿瘤细胞表达 CD3、CD5、CD30（＞90%），部分表达 TIA-1、Ki-67（90%），不表达 CD20、CD4、CD8、CD10、Bcl-6、CXCL-13、PD-1、ALK、Gran B；CD21 染色示残存的滤泡树突状细胞（FDC）网（图 12-3～图 12-5）。

EBER1/2-ISH：肿瘤细胞个别（+），0～1 个 /HPF。

基因重排检测（PCR + 基因扫描）：检出 *TRG* 基因重排，检出 *IgH* 基因较低扩增峰，未检出 *IgK* 基因重排。

基因突变分析：未检出 *RHOA* 基因 2 号外显子突变及 *IDH2* 基因 172 位密码子突变。

荧光原位杂交（FISH）检测：检出 *DUSP22* 基因易位（图 12-6），未检出 *TP63* 基因易位。

诊断：非霍奇金淋巴瘤，外周 T 细胞淋巴瘤（侵袭性），ALK 阴性间变性大细胞淋巴瘤伴 *DUSP22* 易位。

鉴别诊断：

（1）系统原发性 ALCL 累及皮肤。

（2）外周 T 细胞淋巴瘤，非特指（CD30+）。

（3）侵袭性 B 细胞淋巴瘤。

（4）非淋巴组织肿瘤（癌、黑色素瘤）。

（病例提供者：四川大学华西医院 刘卫平 张文燕）

病例 13　原发性皮肤间变性大细胞淋巴瘤

病史摘要

男性，68 岁。

主诉：左大腿红斑、结节伴疼痛 3 月余，破溃 2 月余。

现病史：3 个多月前，患者无明显诱因发现左大腿红斑基础上结节，初起为黄豆大小，后逐渐长大至直径 5cm 左右，伴疼痛，自觉行走时疼痛加重。2 个多月前上述皮损表面出现破溃，有脓性分泌物（图 13-1），患者仅于当地医院进行"换药"处理，未接受特殊治疗。病程中患者一般情况良好，无发热、乏力、浅表淋巴结肿大等不适。

治疗与随访：活检前，患者于笔者医院查血常规示中性分叶核粒细胞百分率轻度升高（77.5%，正常范围 40% ～ 75%），余白细胞计数、血红蛋白、血小板计数、肝肾功能、凝血功能、大小便均未见明显异常。确诊后，患者于当地医院行头、胸、腹部 CT 及全身浅表淋巴结彩超等相关检查，未发现其他器官系统受累，后于当地医院行全身化疗（具体方案不详），皮损部分缓解，但 2 个月后全身多处肿瘤扩散（背部、下肢），6 个多月后患者死亡。

病理表现

病理表现见图 13-1 ～图 13-7。

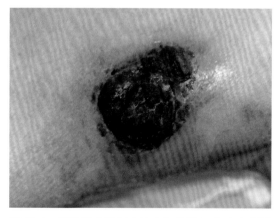

图 13-1　原发性皮肤间变性大细胞淋巴瘤（左大腿皮损）

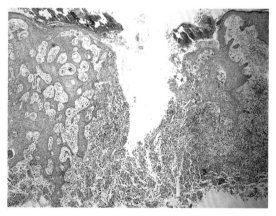

图 13-2　原发性皮肤间变性大细胞淋巴瘤。部分表皮缺失，余表皮呈假上皮瘤样增生，真皮全层大量淋巴样细胞浸润（低倍）

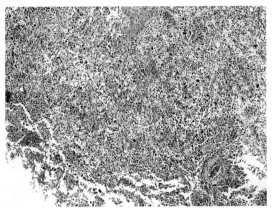

图 13-3　原发性皮肤间变性大细胞淋巴瘤。真皮全层大量体积较大的淋巴样细胞浸润（中倍）

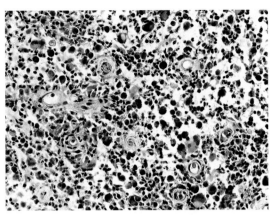

图 13-4　原发性皮肤间变性大细胞淋巴瘤。浸润的细胞核大且深染、有异型性，可见部分巨大的怪异细胞，核位于细胞一侧，核分裂象易见（高倍）

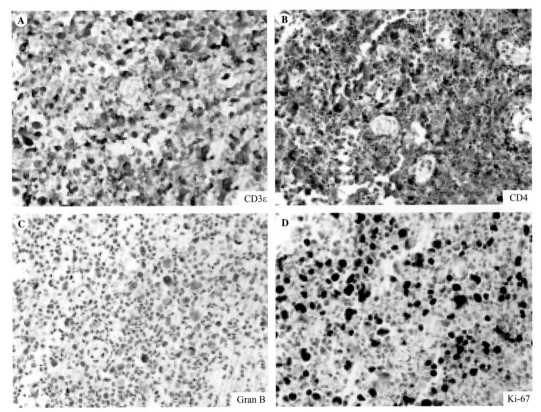

图 13-5　原发性皮肤间变性大细胞淋巴瘤。肿瘤细胞表达 CD3ε（A）、CD4（B），少部分表达 Gran B（C），Ki-67 阳性率约 50%（D）（高倍）

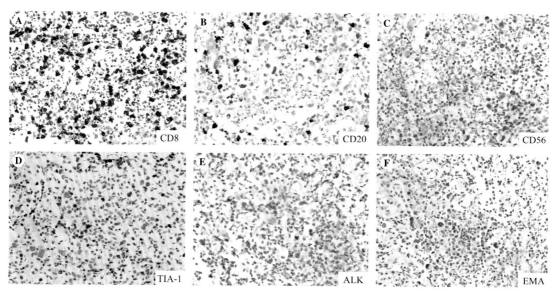

图 13-6　原发性皮肤间变性大细胞淋巴瘤。肿瘤细胞不表达 CD8（A）、CD20（B）、CD56（C）、TIA-1（D）、
ALK（E）和 EMA（F）（高倍）

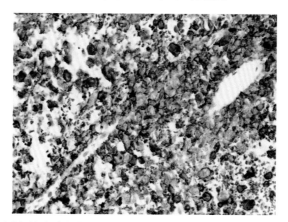

图 13-7　原发性皮肤间变性大细胞淋巴瘤。肿瘤细胞表达 CD30（高倍）
抗体：Neomarkers；克隆号：Ber-H2；检测平台：Leica

病理诊断

病变部位：左大腿。

样本类型：皮肤活检。

组织病理学：部分表皮缺失，余表皮呈假上皮瘤样增生，真皮全层大量体积较大的淋巴样细胞浸润，核大且深染、有异型性，可见部分巨大的怪异细胞，核位于细胞一侧，核分裂象多见，另见散在中性粒细胞及少量小淋巴细胞浸润（图 13-2 ～图 13-4）。

免疫组化染色：肿瘤细胞表达 CD3ε、CD30 和 CD4，少部分表达 Gran B，Ki-67 阳性率约 50%，不表达 CD8、CD20、CD79a、CD56、TIA-1、ALK、EMA、PCK、S-100（图 13-5 ～

图 13-7）。

基因重排检测（PCR + 基因扫描）：检出 *TCRG* 基因重排。

FISH 检测：未行 *DUSP22/IRF4* 及 *TP63* 基因重排检测。

诊断：非霍奇金淋巴瘤，外周 T 细胞淋巴瘤，原发性皮肤间变性大细胞淋巴瘤。

鉴别诊断：

（1）鳞状细胞癌。

（2）恶性黑色素瘤。

（3）血管源性恶性肿瘤。

（4）转移癌。

（5）特殊感染。

（病例提供者：四川大学华西医院　李　凡　王　琳）

病例 14　原发性皮肤间变性大细胞淋巴瘤（血管内浸润）伴 *DUSP22* 重排

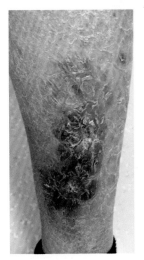

图 14-1　原发性皮肤间变性大细胞淋巴瘤（血管内浸润）伴 *DUSP22* 重排。左下肢伸面部分红斑结节病变，部分融合

病史摘要

男性，62 岁。

主诉：反复左下肢皮肤红斑、结节及皮肤色素沉着 10 余年。

现病史：患者 10 余年前无明显诱因发现左下肢皮肤色素沉着，当地医院诊断为"皮炎"并治疗，无明显好转。5 个多月前左侧小腿皮肤病变范围约 10cm×7cm，色素沉着加重，并出现数个结节，结节直径 1 ~ 2cm，部分融合（图 14-1）。病程中行多次 PET/CT 检查，身体其他部位均未见病变。一般情况尚好。

治疗与随访：确诊后，接受化疗（CHOP 方案、西达本胺等）及局部放疗。病情部分缓解，但不时复发。后行左下肢截肢，随访时无病生存。

病理表现

病理表现见图 14-2 ~ 图 14-8。

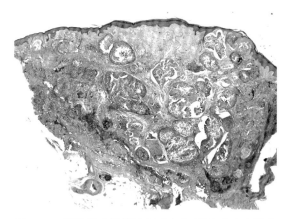

图 14-2 原发性皮肤间变性大细胞淋巴瘤（血管内浸润）伴 *DUSP22* 重排（低倍）

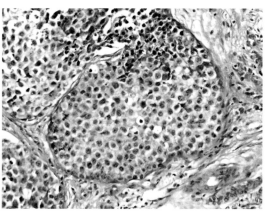

图 14-3 原发性皮肤间变性大细胞淋巴瘤（血管内浸润）伴 *DUSP22* 重排（高倍）

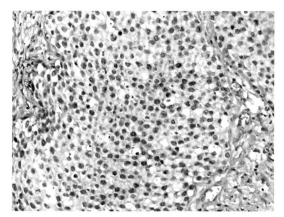

图 14-4 原发性皮肤间变性大细胞淋巴瘤（血管内浸润）伴 *DUSP22* 重排。肿瘤细胞黏附性排列，体积大，细胞质丰富，细胞核呈类圆形或肾形，可见中位嗜碱性核仁（高倍）

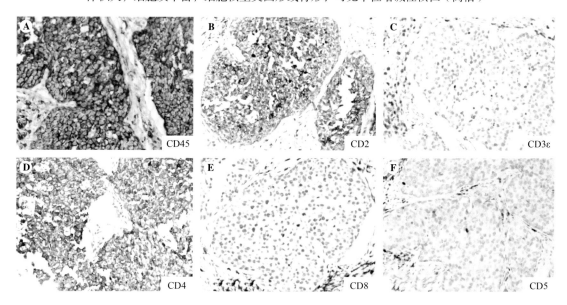

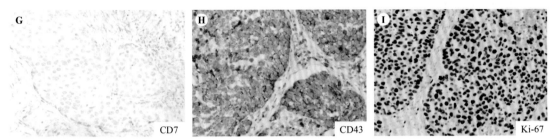

图 14-5　原发性皮肤间变性大细胞淋巴瘤（血管内浸润）伴 *DUSP22* 重排。肿瘤细胞表达 CD45（A）、CD2（B）、CD4（D）和 CD43（H），不表达 CD3ε（C）、CD8（E）、CD5（F）和 CD7（G），Ki-67 阳性率约 80%（I）（高倍）

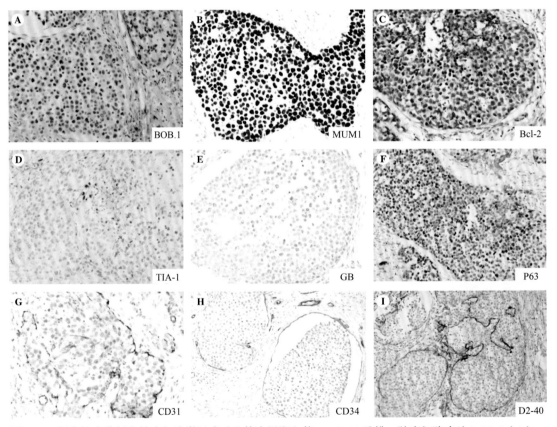

图 14-6　原发性皮肤间变性大细胞淋巴瘤（血管内浸润）伴 *DUSP22* 重排。肿瘤细胞表达 BOB.1（A）、MUM1（B）、Bcl-2（C），少量表达 TIA-1（D），不表达 GB（E），部分表达 P63（F）（高倍）；内皮细胞表达 CD31（G）、CD34（H）和 D2-40（I）

图 14-7　原发性皮肤间变性大细胞淋巴瘤（血管内浸润）伴 *DUSP22* 重排。肿瘤细胞检出 *DUSP22* 易位（高倍）

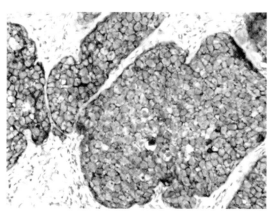

图 14-8　原发性皮肤间变性大细胞淋巴瘤（血管内浸润）伴 *DUSP22* 重排。肿瘤细胞表达 CD30 抗原（高倍）

抗体：中杉金桥；克隆号：JCM182；检测平台：Leica

病理诊断

病变部位：左下肢。

样本类型：皮肤活检。

组织病理学：低倍镜下，表面鳞状上皮未见明显异常，真皮层内的一些血管腔内见瘤细胞呈团巢状充填（图 14-2）。高倍镜下，肿瘤细胞大，形态较一致，呈镶嵌状排列（图 14-3）。肿瘤细胞核多为卵圆形，部分为肾形，核染色质呈斑块状分布，多见嗜碱性核仁。细胞质中等量，淡染。可见核分裂象（图 14-4）。

免疫组化染色：肿瘤细胞表达 CD45、CD2、CD4、CD30、CD43、MUM1、P63（部分）、Bcl-2 和 BOB.1，Ki-67 阳性率约 90%（图 14-5、图 14-6、图 14-8），不表达 CD20、CD19、CD79a、PAX-5、OCT-3/4、CD3ε、CD5、CD7、CD8、CD10、CD16、CD38、CD138、GB、TIA-1、Bcl-6 和 ALK。

EBER1/2-ISH：肿瘤细胞（－）。

基因重排检测（PCR + 基因扫描）：目标片段范围内查见 *TCRG* 基因克隆性扩增峰。

FISH 检测：检出 *DUSP22/IRF4* 重排（图 14-7），未检出 *TP63* 重排。

诊断：非霍奇金淋巴瘤；外周 T 细胞淋巴瘤；原发性皮肤间变性大细胞淋巴瘤，血管内浸润变形，伴 *DUSP22* 重排。

鉴别诊断：

（1）转移癌。

（2）恶性黑色素瘤。

（3）血管内大 B 细胞淋巴瘤。

（4）血管肿瘤。

（病例提供者：四川大学华西医院　刘卫平）

病例 15 淋巴瘤样丘疹 -A 型

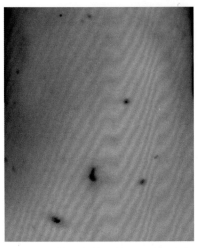

图 15-1 淋巴瘤样丘疹 -A 型。腹部见散在绿豆至蚕豆大小的红色丘疹，部分坏死、结痂

病史摘要

女性，25 岁。

主诉：颜面、躯干丘疹，结节伴糜烂 1 个月。

现病史：1 个月前，患者颜面、躯干出现绿豆至黄豆大小丘疹、结节，部分皮损表面糜烂、结痂（图 15-1），无明显自觉症状，当地医院诊治经过不详，皮损无明显好转。一般情况良好。

治疗与随访：确诊后，给予伊曲康唑（斯皮仁诺）、10% 碘化钾口服，萘替芬酮康唑乳膏外用等治疗 9 天后患者出院。出院 9 天后复诊，原有皮损明显好转，但仍有少许新发丘疹、结节，后皮损逐渐消退，随访时无病生存。

病理表现

病理表现见图 15-2 ～图 15-5。

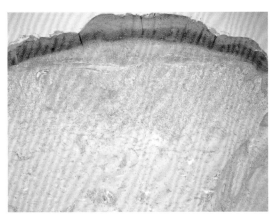

图 15-2 淋巴瘤样丘疹 -A 型。表皮浅表结痂，真皮浅层呈楔形浸润（低倍）

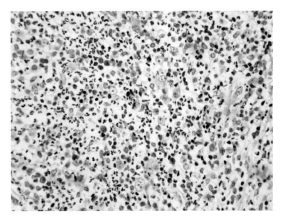

图 15-3 淋巴瘤样丘疹 -A 型。肿瘤细胞呈圆形或椭圆形，胞质丰富、红染，核呈空泡状、核仁明显（高倍）

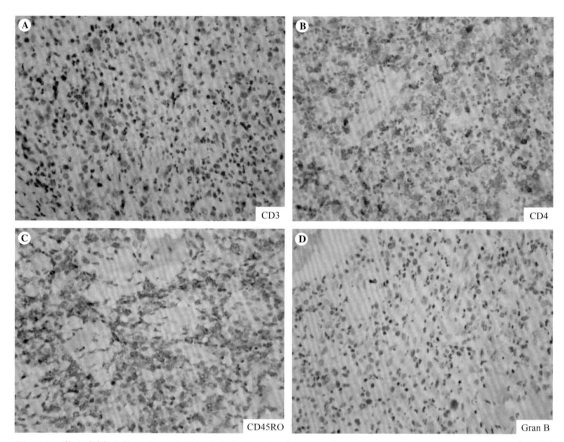

图 15-4 淋巴瘤样丘疹 -A 型。肿瘤细胞表达 CD3（A）、CD4（B）、CD45RO（C）和 Gran B（D）（高倍）

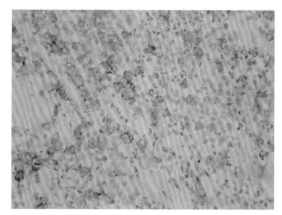

图 15-5 淋巴瘤样丘疹 -A 型。肿瘤细胞表达 CD30 抗原（高倍）

抗体：Neomarkers；克隆号：Ber-H2；检测平台：Leica

病理诊断

病变部位：右腰部皮肤。

样本类型：皮肤活检。

组织病理学：表皮浅表结痂，真皮全层及皮下脂肪浅层呈楔形分布，大量中性粒细胞、嗜酸性粒细胞、淋巴细胞等炎性细胞背景下可见散在肿瘤细胞，瘤细胞呈圆形或椭圆形，胞质丰富、红染，核呈空泡状、核仁明显。过碘酸希夫染色（PAS）、氯胺银染色，在角质层可见较多真菌孢子，部分孢子有出芽（图 15-2、图 15-3）。

免疫组化染色：肿瘤细胞表达 CD30、CD3、CD4、CD5、CD45RO、TIA-1、Gran B（少量），不表达 CD8、CD15、CD20、ALK-1（图 15-4、图 15-5）。

EBER1/2-ISH：肿瘤细胞（-）。

基因重排检测（PCR + 基因扫描）：*TCR-γ* 基因重排未见到克隆性重排条带。

诊断：淋巴瘤样丘疹病 -A 型。

鉴别诊断：

（1）急性痘疮样苔藓样糠疹。

（2）变应性皮肤血管炎。

（3）原发性皮肤间变性大细胞淋巴瘤。

（4）种痘水疱病样淋巴增生性疾病。

（病例提供者：四川大学华西医院　王婷婷　王　琳）

病例 16　淋巴瘤样丘疹 -C 型

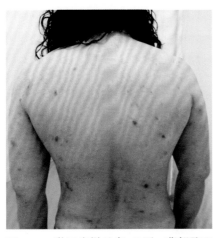

图 16-1　淋巴瘤样丘疹 -C 型。背部及双上肢散在绿豆至黄豆大小丘疹、结节

病史摘要

女性，39 岁。

主诉：反复双上肢丘疹、结节 6 年余，泛发 5 年余。

现病史：患者 6 年多前无明显诱因发现双上肢散在绿豆至黄豆大小丘疹、结节，无明显自觉症状，部分丘疹、结节中央出现坏死、结痂（图 16-1），未给予特殊治疗，皮损能够自行消退，愈合后遗留萎缩性瘢痕。此后上述皮损反复发生。5 年多前患者皮损逐渐增多，累及躯干及双下肢。患者于当地多家医院诊治（具体不详），皮损均能消退，但不断复发。病程中患者无发热、乏力、体重下降，家族中无类似病史。

治疗与随访：确诊后，接受 α-1b 干扰素肌内注射治疗。病变完全消退，但仍不时复发。随访时仍存活。

病理表现

病理表现见图 16-2 ～图 16-6。

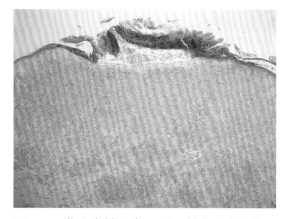

图 16-2 淋巴瘤样丘疹 -C 型。部分表皮缺失、结痂，余表皮角化不全，棘层轻度增生。真皮全层血管及附属器周围密集细胞大致呈楔形浸润（低倍）

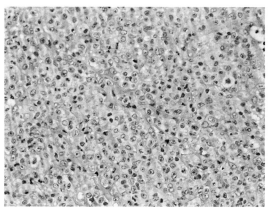

图 16-3 淋巴瘤样丘疹 -C 型。肿瘤细胞胞质丰富，核大、呈空泡状，形态不规则，核仁明显，核分裂象易见（高倍）

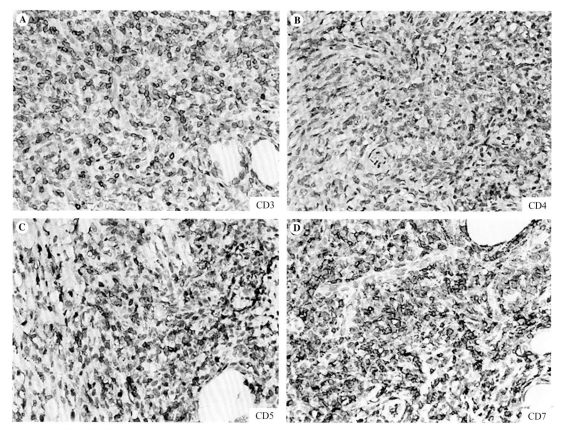

图 16-4 淋巴瘤样丘疹 -C 型。肿瘤细胞表达 CD3（A）、CD7（D），部分表达 CD4（B）、CD5（C）（高倍）

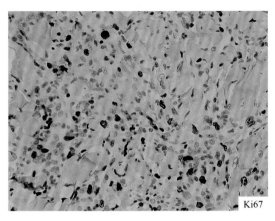

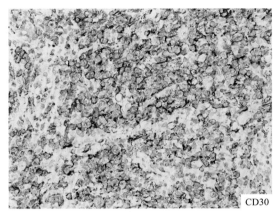

图 16-5　淋巴瘤样丘疹 -C 型。肿瘤细胞 Ki-67 阳性率约 50%（高倍）

图 16-6　淋巴瘤样丘疹 -C 型。肿瘤细胞表达 CD30 抗原（高倍）

抗体：Neomarkers；克隆号：Ber-H2；检测平台：Leica

病理诊断

病变部位：左臂皮肤。

样本类型：皮肤活检。

组织病理学：部分表皮缺失、结痂，余表皮角化不全，棘层轻度增生。真皮全层血管及附属器周围密集中等至较大的上皮样异型细胞浸润，大致呈楔形分布，胞质丰富、淡染，核大、呈空泡状，形态不规则，核仁明显，核分裂象易见（1～2 个 /HPF），其间散在少量淋巴细胞及中性粒细胞浸润（图 16-2、图 16-3）。

免疫组化染色：肿瘤细胞表达 CD30、CD3、CD7，部分表达 CD4、CD5，Ki-67 阳性率约 50%，不表达 CD8、CD56、CD20 和 Gran B（图 16-4～图 16-6）。

EBER1/2-ISH：肿瘤细胞（－）。

基因重排检测（PCR＋基因扫描）：查见 *TCR-γ* 基因重排。

诊断：淋巴瘤样丘疹病 -C 型。

鉴别诊断：

（1）急性痘疮样苔藓样糠疹。

（2）丘疹坏死性结核疹。

（3）系统型间变性大细胞淋巴瘤累及皮肤。

（4）原发性皮肤间变性大细胞淋巴瘤。

（5）蕈样肉芽肿伴大细胞转化。

（病例提供者：四川大学华西医院　温蓬飞　王　琳）

病例 17　口腔黏膜的 CD30 阳性 T 细胞淋巴组织增生性疾病

病史摘要

女性，30 岁。

主诉：口腔黏膜溃疡 1 月余。

现病史：1 个多月前发现下唇近牙龈处黏膜溃疡（图 17-1），偶感疼痛，无发热；未发现颈部及腋窝淋巴结肿大；患者自行涂敷生理盐水和西瓜霜等，于当地医院活检。

治疗与随访：确诊后未经任何治疗，密切随诊和复查，随访 1 个多月溃疡痊愈（图 17-1）。

病理表现

病理表现见图 17-1 ～图 17-6。

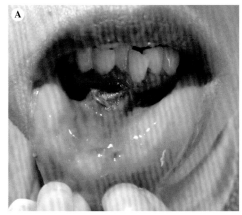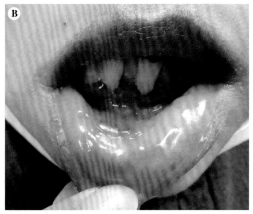

图 17-1　口腔黏膜的 CD30 阳性 T 细胞淋巴组织增生性疾病。病变活检前（A）和活检后 1 个多月（B）病变痊愈

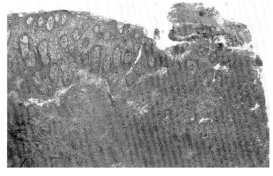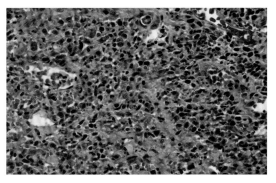

图 17-2　口腔黏膜的 CD30 阳性 T 细胞淋巴组织增生性疾病。灶区黏膜溃疡，溃疡深面见淋巴组织增生（低倍）

图 17-3　口腔黏膜的 CD30 阳性 T 细胞淋巴组织增生性疾病。见一些大的异型淋巴细胞增生（高倍）

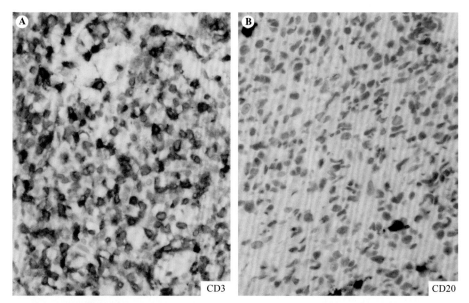

图 17-4　口腔黏膜的 CD30 阳性 T 细胞淋巴组织增生性疾病。异型大细胞表达 CD3（A），
不表达 CD20（B）（高倍）

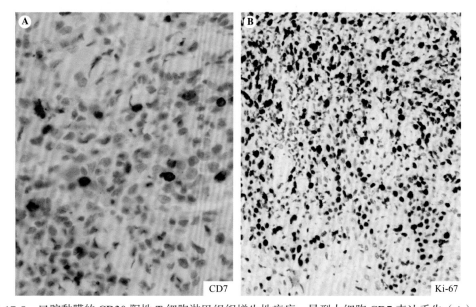

图 17-5　口腔黏膜的 CD30 阳性 T 细胞淋巴组织增生性疾病。异型大细胞 CD7 表达丢失（A），
Ki-67（B）示高增殖活性（高倍）

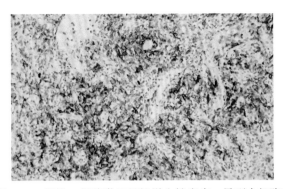

图 17-6　口腔黏膜的 CD30 阳性 T 细胞淋巴组织增生性疾病。异型大细胞表达 CD30（高倍）
抗体：迈新生物；克隆号：Ber-H2；检测平台：Lumatas

病理诊断

病变部位：下唇近牙龈处黏膜溃疡。

样本类型：切除活检。

组织病理学：低倍镜下，黏膜鳞状上皮增生，黏膜下见大量异型细胞弥漫增生浸润，部分区域坏死伴肉芽组织增生（图 17-2）；高倍镜下，病变大细胞核形不规则，部分呈肾形或马蹄状（图 17-3），染色质细腻，部分能见到小核仁。

免疫组化染色：肿瘤细胞表达 CD3、CD5、CD30（＞ 70%）、MUM1、Ki-67（＞ 75%），不表达 CD20、PAX-5、CD15、ALK、CK-pan、S-100、HMB45（图 17-4 ～图 17-6）。

EBER1/2-ISH：肿瘤细胞（-）。

诊断：口腔黏膜的 CD30 阳性 T 细胞淋巴组织增生性疾病。

鉴别诊断：

（1）黏膜差分化癌。

（2）黏膜恶性黑色素瘤。

（3）EBV 阳性皮肤黏膜溃疡。

（4）外周 T 细胞淋巴瘤。

（病例提供者：江苏省人民医院　王　震　张智弘）

第三节　其他成熟 NK/T 细胞淋巴瘤 / 淋巴组织增生性疾病

病例 18　结外鼻型 NK/T 细胞淋巴瘤（鼻）

病史摘要

男性，70 岁。

主诉：鼻塞 2 月余。

现病史：患者于 2019 年 10 月上旬出现鼻塞不适，无发热、盗汗、头痛、复视等不适。1992 年曾确诊鼻咽癌，行放化疗。

治疗与随访：行 3 个周期 PIDE 诱导化疗，联合鼻腔鼻窦化疗 DT54Gy/27F，随访 1 年，随访时无病生存。

病理表现

病理表现见图 18-1 ～图 18-4。

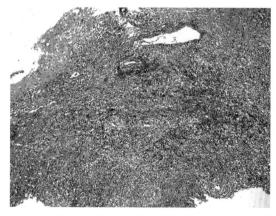

图 18-1　结外鼻型 NK/T 细胞淋巴瘤（鼻）。黏膜表面见溃疡形成，固有层内腺体被破坏、数量减少，见大量淋巴样细胞浸润（中倍）

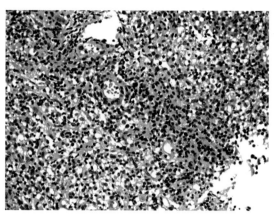

图 18-2　结外鼻型 NK/T 细胞淋巴瘤（鼻）。肿瘤细胞中等大小，核轻度异型，部分围绕血管生长（中倍）

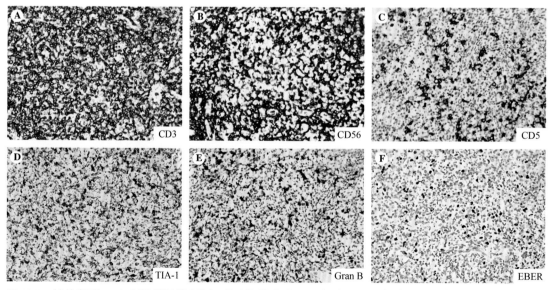

图 18-3　结外鼻型 NK/T 细胞淋巴瘤（鼻）。肿瘤细胞表达 CD3（A）、CD56（B）、TIA-1（D）和 Gran B（E），不表达 CD5（C）抗原；EBER-ISH 检测，肿瘤细胞阳性（F）（高倍）

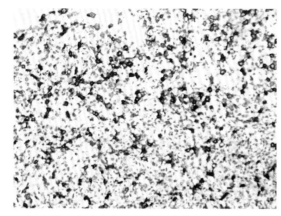

图 18-4 结外鼻型 NK/T 细胞淋巴瘤（鼻）。肿瘤细胞表达 CD30 抗原，阳性率约 70%（高倍）

抗体：中杉金桥；克隆号：JCM82；检测平台：Dako

病理诊断

病变部位：双侧鼻腔。

样本类型：鼻腔活检。

组织病理学：肿瘤细胞与小淋巴细胞混杂分布，局部可见坏死，常见围血管生长模式，肿瘤细胞中等大小，核轻度异型，部分细胞拉长，核成角（图 18-1、图 18-2）。

免疫组化染色：肿瘤细胞表达 CD3、Gran B、TIA-1、CD56、CD30，Ki-67 阳性率约 40%，不表达 CD20、CD5、CD21、CD4、CD8、PCK（图 18-3、图 18-4）。

EBER1/2-ISH：肿瘤细胞（＋）。

诊断：结外鼻型 NK/T 细胞淋巴瘤（鼻）。

鉴别诊断：

（1）鼻咽癌。

（2）淋巴瘤样肉芽肿。

（3）慢性炎症。

（病例提供者：华中科技大学同济医学院附属协和医院　潘华雄）

病例 19　结外鼻型 NK/T 细胞淋巴瘤（皮肤）

病史摘要

男性，60 岁。

主诉：低级别滤泡性淋巴瘤治疗后，双下肢破溃性肿物 3 月余。

现病史：患者诉 3 个多月发现前双下肢 3 处皮肤可见小红点，后逐渐增大，皮肤红肿，继而皮肤破溃结痂，伴疼痛。

治疗与随访：目前行第 3 周期 P-GEMOX 方案化疗，化疗后出现三度白细胞减少、四度血小板减少、二度纤维蛋白原减少，行对症处理后好转。

病理表现

病理表现见图 19-1 ～图 19-5。

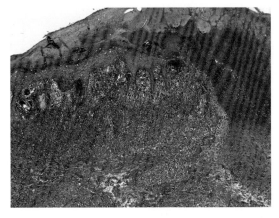

图 19-1 结外鼻型 NK/T 细胞淋巴瘤（皮肤）。皮表见深大溃疡，真皮乳头层及皮下见大量肿瘤细胞浸润（低倍）

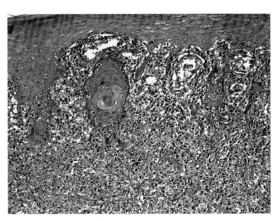

图 19-2 结外鼻型 NK/T 细胞淋巴瘤（皮肤）。肿瘤细胞侵犯上皮脚（中倍）

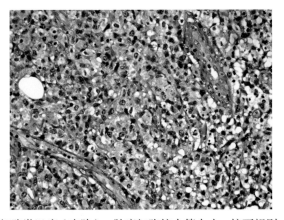

图 19-3 结外鼻型 NK/T 细胞淋巴瘤（皮肤）。肿瘤细胞核中等大小，核不规则，可见围血管现象（高倍）

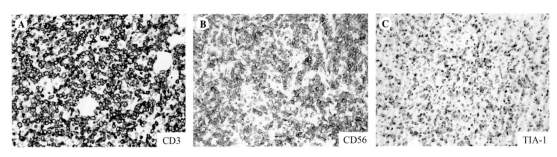

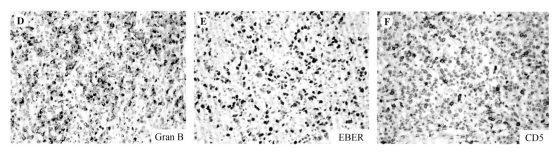

图 19-4　结外鼻型 NK/T 细胞淋巴瘤（皮肤）。肿瘤细胞表达 CD3（A）、CD56（B）、TIA-1（C）、Gran B（D）及 EBER（E），不表达 CD5（F）（高倍）

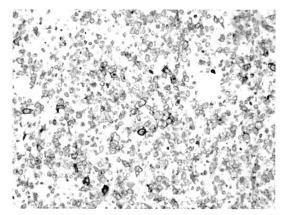

图 19-5　结外鼻型 NK/T 细胞淋巴瘤（皮肤）。肿瘤细胞表达 CD30 抗原，阳性率约 50%（高倍）
抗体：中杉金桥；克隆号：JCM182；检测平台：Dako

病理诊断

病变部位：右大腿。

样本类型：皮肤病变手术标本。

组织病理学：可见皮肤深大溃疡形成，溃疡周边表皮呈假上皮瘤样增生，真皮乳头层见大量肿瘤细胞浸润，真皮层内肿瘤细胞呈巢团状分布，部分细胞围绕血管分布，细胞核中等大小，核形不规则，部分细胞拉长、成角（图 19-1 ～图 19-3）。

免疫组化染色：肿瘤细胞表达 CD3、CD2、CD7、Gran B、TIA-1、CD56、CD30（部分），Ki-67 阳性率约 60%，不表达 CD20、CD5、CD21、CD4、CD8、CD34、TdT（图 19-4、图 19-5）。

EBER1/2-ISH：肿瘤细胞（+）。

诊断：结外鼻型 NK/T 细胞淋巴瘤（皮肤）。

鉴别诊断：

（1）原发性皮肤间变性大细胞淋巴瘤。

（2）蕈样肉芽肿。

（3）淋巴组织反应性增生。

（4）原发性皮肤 γ/δ T 细胞淋巴瘤。

（病例提供者：华中科技大学同济医学院附属协和医院　潘华雄）

病例 20　结外鼻型 NK/T 细胞淋巴瘤（消化道）

病史摘要

女性，56 岁。

主诉：确诊鼻腔 NK/T 细胞淋巴瘤 1 周。

现病史：患者诉慢性鼻窦炎数十年，1 周前鼻塞较前加重，以右侧为甚，伴间断性流脓涕，无畏寒发热、盗汗，无咳嗽、咳痰不适，无腹痛、腹泻不适，于外院行鼻窦病损切除术 + 下鼻甲成形术，病检确诊鼻腔 NK/T 细胞淋巴瘤。

治疗与随访：行 PIDE 化疗 1 个周期，后失访。

病理表现

病理表现见图 20-1 ～图 20-5。

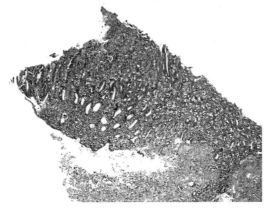

图 20-1　结外鼻型 NK/T 细胞淋巴瘤（消化道）。黏膜组织局部溃疡形成，腺上皮内见大量胞质透亮的肿瘤细胞（低倍）

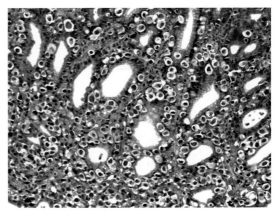

图 20-2　结外鼻型 NK/T 细胞淋巴瘤（消化道）。腺上皮内见肿瘤细胞浸润，局部呈串珠样排列，瘤细胞核偏大，胞质透明，染色质细腻（高倍）

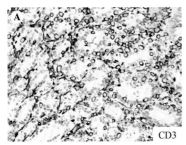

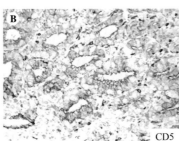

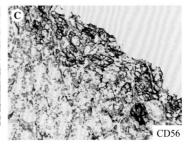

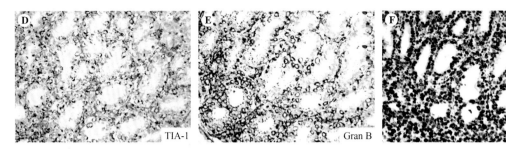

图 20-3　结外鼻型 NK/T 细胞淋巴瘤（消化道）。肿瘤细胞表达 CD3（A）、CD56（C）、TIA-1（D）、
Gran B（E）和 Ki-67（F），不表达 CD5（B）（高倍）

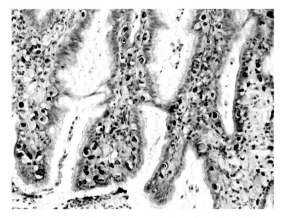

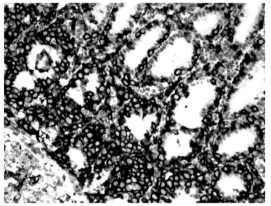

图 20-4　结外鼻型 NK/T 细胞淋巴瘤（消化道）。
EBER1/2-ISH 肿瘤细胞阳性（高倍）

图 20-5　结外鼻型 NK/T 细胞淋巴瘤（消化道）。
肿瘤细胞表达 CD30 抗原，阳性率约 90%（高倍）
抗体：中杉金桥；克隆号：JCM182；检测平台：Dako

病理诊断

病变部位：胃底胃体。

样本类型：胃镜活检。

组织病理学：肿瘤细胞显著嗜上皮，腺上皮内可见肿瘤细胞浸润，局部呈串珠样排列。
肿瘤细胞核偏大，胞质透亮，染色质细腻，形似神经内分泌细胞（图 20-1、图 20-2）。

免疫组化染色：肿瘤细胞表达 CD3、Gran B、TIA-1、CD56、CD30 和 Ki-67（约 60%），
不表达 CD20、CD5、CD21 和 PCK（图 20-3 ～图 20-5）。

EBER1/2-ISH：肿瘤细胞（＋）。

诊断：结外鼻型 NK/T 细胞淋巴瘤（消化道）。

鉴别诊断：

（1）神经内分泌肿瘤。

（2）高级别腺上皮内瘤变。

（病例提供者：华中科技大学同济医学院附属协和医院　潘华雄）

病例 21　结外鼻型 NK/T 细胞淋巴瘤（睾丸）

病史摘要

男性，48 岁。

主诉：左侧睾丸肿物 2 个月，阴囊皮肤红肿 2 周。

现病史：患者 2 个月前无明显诱因发现左侧睾丸肿大，最大径约 6cm。近 2 周阴囊皮肤出现红肿。无发热、盗汗及体重减轻。

治疗与随访：行左侧睾丸切除术及 P-Gemox 方案化疗，术后 1 个月出现右侧肾上腺、右侧眼睑、盆腔、腹腔、腹股沟淋巴结转移，术后 4 个月患者死亡。

病理表现

病理表现见图 21-1 ～图 21-4。

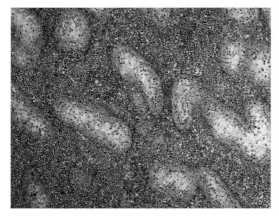

图 21-1　结外鼻型 NK/T 细胞淋巴瘤（睾丸）。肿瘤细胞在精曲小管（曲细精管）间弥漫浸润性生长（低倍）

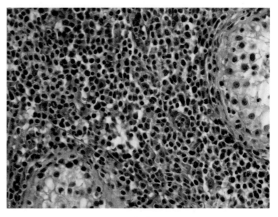

图 21-2　结外鼻型 NK/T 细胞淋巴瘤（睾丸）。肿瘤细胞形态单一，核形不规则、深染，易见核分裂象及凋亡小体（高倍）

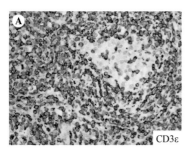

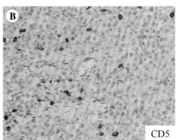

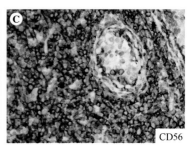

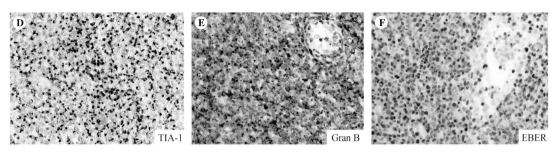

图 21-3 结外鼻型 NK/T 细胞淋巴瘤（睾丸）。肿瘤细胞表达 CD3ε（A）、CD56（C）、TIA-1（D）、Gran B（E）和 EBER（F），不表达 CD5（B）（高倍）

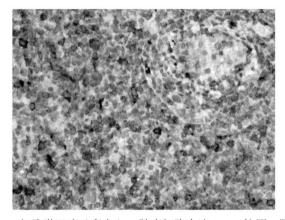

图 21-4 结外鼻型 NK/T 细胞淋巴瘤（睾丸）。肿瘤细胞表达 CD30 抗原，阳性率约 50%（高倍）

抗体：GeneTech；克隆号：Ber-H2；检测平台：Leica

病理诊断

病变部位：左侧睾丸。

样本类型：切除标本。

组织病理学：肿瘤细胞在睾丸精曲小管间弥漫浸润性生长，细胞形态单一，核形不规则、深染，核分裂象及凋亡小体易见（图 21-1、图 21-2）。

免疫组化染色：肿瘤细胞表达 CD3ε、CD56、TIA-1、Gran B、CD30（约 50%）和 Ki-67（约 70%），不表达 CD20、PAX-5 和 CD5（图 21-3、图 21-4）。

EBER1/2-ISH：肿瘤细胞（＋）。

诊断：结外鼻型 NK/T 细胞淋巴瘤（睾丸）。

鉴别诊断：

（1）NK 细胞白血病。

（2）外周 T 细胞淋巴瘤，非特指。

（3）间变性大细胞淋巴瘤。

（病例提供者：中山大学肿瘤防治中心 黄雨华 饶慧兰）

病例 22 系统性慢性活动性 EBV 感染 -T/NK 表型（淋巴结）

病史摘要

女性，24 岁。

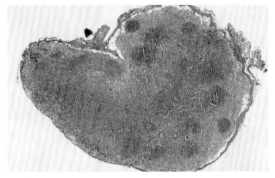

图 22-1 系统性慢性活动性 EBV 感染 -T/NK 表型（淋巴结）。淋巴结结构可辨，滤泡间区变宽（低倍）

主诉：反复发热 3 月余。

现病史：因 "反复发热 3 月余" 入院，增强 CT 示全身多发淋巴结稍肿大伴肝脾肿大。实验室检查：全血 EBV DNA 为 5.7×10^6 copies/ml。

治疗与随访：回当地治疗（不详），2 个月后患者死亡。

病理表现

病理表现见图 22-1 ～图 22-6。

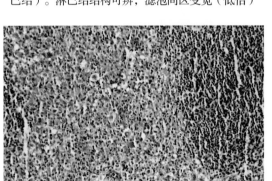

图 22-2 系统性慢性活动性 EBV 感染 -T/NK 表型（淋巴结）。滤泡间区内见混合细胞浸润（中倍）

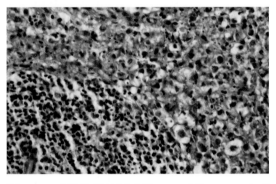

图 22-3 系统性慢性活动性 EBV 感染 -T/NK 表型（淋巴结）。滤泡间区内见一些中等偏大或大的不典型淋巴细胞浸润，并见较多凋亡小体（高倍）

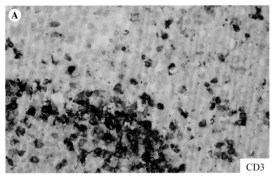

CD3

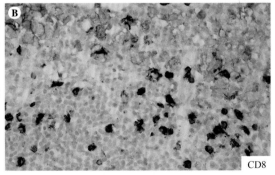

CD8

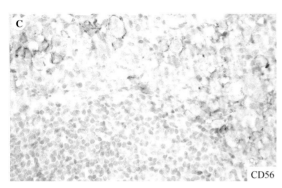
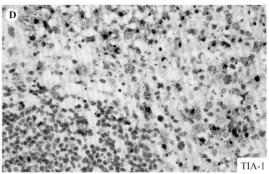

图 22-4 系统性慢性活动性 EBV 感染 -T/NK 表型（淋巴结）。肿瘤细胞表达 CD8（B）、CD56（C）、
TIA-1（D）（高倍），不表达 CD3（A）

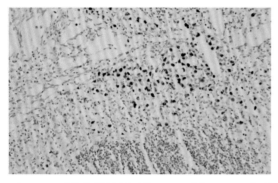
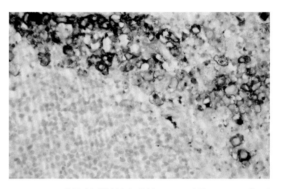

图 22-5 系统性慢性活动性 EBV 感染 -T/NK 表型（淋巴结）。EBER1/2-ISH 异型大细胞阳性（高倍）

图 22-6 系统性慢性活动性 EBV 感染 -T/NK 表型（淋巴结）。肿瘤细胞表达 CD30 抗原，阳性率约 70%（高倍）

抗体：迈新生物；克隆号：Ber-H2；检测平台：Lumatas

病理诊断

病变部位：颈部。

样本类型：淋巴结切除活检标本。

组织病理学：低倍镜下，淋巴结结构大部分存在，副皮质区明显变宽（图 22-1）；滤泡间区和滤泡旁见簇状异型大细胞浸润，核染色质细，散在核碎片（图 22-2、图 22-3）。

免疫组化染色：异型大细胞表达 CD8、TIA-1、Gran B、CD56、CD30（70%）、Perforin 和 Ki-67（＞80%），不表达 CD45、CD3、CD5、CD20、PAX-5、Bcl-6、CD10、ALK、CD4、EMA 和 CD163。

EBER1/2-ISH：异型大细胞（＋）（见图 22-5）。

基因重排检测：未检出 *TCR* 基因重排。

诊断：系统性慢性活动性 EBV 感染 -T/NK 表型（淋巴结）。

鉴别诊断：

（1）侵袭性自然杀伤细胞白血病（ANKL）。

（2）间变性大细胞淋巴瘤。

（病例提供者：江苏省人民医院　王　震　张智弘）

病例 23　儿童系统性 EBV 阳性 T 细胞淋巴瘤（1）

病史摘要

女性，11 岁。

主诉：间断发热伴颈部包块 2 月余。

现病史：2 个多月前出现间歇性发热，最高超过 40℃，服用解热药后可退热。同期发现颈部包块并进行性增大，有压痛。于当地医院就诊，B 超发现肝脾肿大，给予头孢唑林、甲巯咪唑（他巴唑）、更昔洛韦治疗无效，遂到笔者医院就诊。入院后查体发现右侧颈部淋巴结肿大，最大者约 2cm×2cm×2cm；左侧腋下淋巴结肿大，最大者约 3cm×2cm×2cm。PCR 查外周血 EBV 阴性 DNA 拷贝数 2.67×10³ copies/ml。血常规：WBC 0.33×10⁹/L，PLT 33×10⁹/L，红细胞（RBC）2.81×10⁹/L。骨髓穿刺提示噬血现象。

治疗及随访：患儿术后采用亚胺培南 – 西司他汀钠（泰能）和米卡芬联合抗感染治疗。术后第 2 天出现呼吸困难，给予呼吸机辅助通气，并进行抗感染及对症治疗。术后第 6 天，患儿家长放弃治疗，出院。出院当天患儿死亡。

病理表现

病理表现见图 23-1 ～图 23-4。

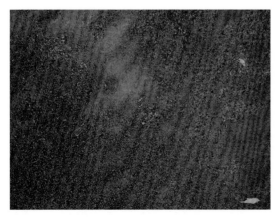

图 23-1　儿童系统性 EBV 阳性 T 细胞淋巴瘤。示淋巴结灶性及片状坏死（低倍）

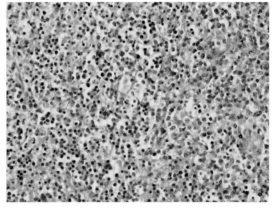

图 23-2　儿童系统性 EBV 阳性 T 细胞淋巴瘤。见中等大小的淋巴细胞弥漫性分布（高倍）

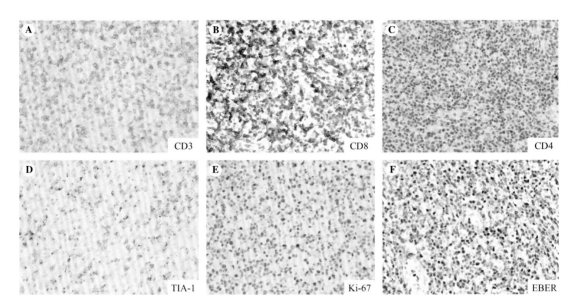

图 23-3 儿童系统性 EBV 阳性 T 细胞淋巴瘤。肿瘤细胞表达 CD3（A）、CD8（B）、TIA-1（D）和 Ki-67（E），不表达 CD4（C）（高倍）；EBER1/2-ISH 示肿瘤细胞阳性（F）（高倍）

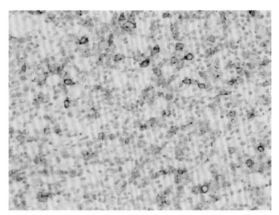

图 23-4 儿童系统性 EBV 阳性 T 细胞淋巴瘤。肿瘤细胞表达 CD30 抗原，阳性率约 50%（高倍）
抗体：迈新生物；克隆号：Ber-H2；检测平台：Leica

病理诊断

病变部位：右颈部及左腋下。

样本类型：淋巴结切除活检。

组织病理学：淋巴结结构绝大部分被破坏，被膜下窦和髓窦受压闭塞。副皮质区增生扩大，细胞小至中等大小，核有轻度异型，其中见散在大细胞和组织细胞增生，核分裂象少见。局部可见凝固性坏死（图 23-1、图 23-2）。

免疫组化染色：肿瘤细胞表达 CD3、CD7、CD8、CD30、EMA、TIA-1、Gran B 和 Ki-67（80%），不表达 CD20、PAX-5、CD4、CD56、ALK、TdT 和 MPO（图 23-3、图 23-4）。

EBER1/2-ISH：肿瘤细胞 80% 阳性。

基因重排检测：见 *TCRG* 基因克隆性重排，未见 *IgH* 和 *IgK* 基因克隆性重排。

诊断：儿童系统性 EBV 阳性 T 细胞淋巴瘤。

鉴别诊断：

（1）传染性单核细胞增多症。

（2）ALK 阴性间变性大细胞淋巴瘤。

（3）结外鼻型 NK/T 细胞淋巴瘤（鼻）。

（4）T 淋巴母细胞性白血病 / 淋巴瘤。

（病例提供者：重庆医科大学附属第一医院　李　丹）

病例 24　儿童系统性 EBV 阳性 T 细胞淋巴瘤（2）

病史摘要

男性，10 岁。

主诉：发热、全血细胞减少、肝脾肿大 2 周余。

现病史：患儿约 2 周前无明显诱因发热，最高体温 39.2℃，遂于当地医院就诊，查体扪及肝脏肋缘下两横指，脾脏肋缘下三横指；查血示全血细胞减少，血浆 EBV 阴性 DNA 拷贝数 5.24×10^3 copies/ml。给予抗病毒及对症治疗，未见明显好转。为明确诊断，于上级医院行颈部淋巴结切除活检。

治疗与随访：确诊后，患儿伴发噬血性淋巴组织细胞增生症，给予化疗药物治疗，但病情未能缓解，2 个月内死于疾病进展。

病理表现

病理表现见图 24-1 ～图 24-4。

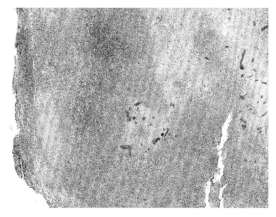

图 24-1　儿童系统性 EBV 阳性 T 细胞淋巴瘤。淋巴结结构部分可辨，滤泡间区变宽，多灶性坏死（低倍）

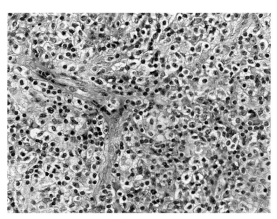

图 24-2　儿童系统性 EBV 阳性 T 细胞淋巴瘤。增生的淋巴细胞中等大小，部分核形略不规则，背景中见组织细胞及小血管增生（高倍）

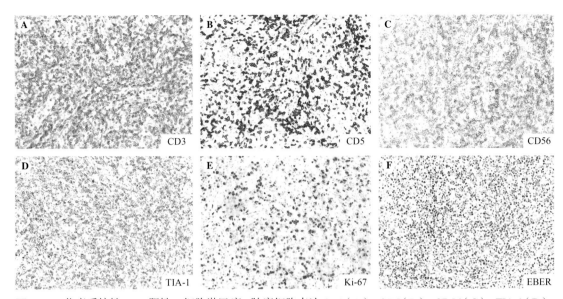

图 24-3 儿童系统性 EBV 阳性 T 细胞淋巴瘤。肿瘤细胞表达 CD3（A）、CD5（B）、CD56（C）、TIA-1（D）、Ki-67（50%）（E）；EBER1/2-ISH 示肿瘤细胞阳性，阳性率约 50%（F）（中倍）

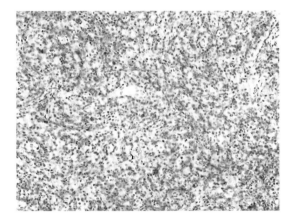

图 24-4 儿童系统性 EBV 阳性 T 细胞淋巴瘤。肿瘤细胞部分表达 CD30 抗原，阳性率约 70%（中倍）

抗体：中杉金桥；克隆号：JCM182；检测平台：Leica

病理诊断

病变部位：颈左侧。

样本类型：淋巴结切除活检。

组织病理学：淋巴结结构部分被破坏，淋巴结组织增生伴地图状坏死（图 24-1）。增生的淋巴细胞中等偏小，部分核形略不规则，背景中见组织细胞及小血管增生（图 24-2）。

免疫组化染色：肿瘤细胞表达 CD3、CD5、CD30、CD56、TIA-1、Gran B 和 Ki-67（50%），不表达 CD20、CD4 和 CD8（图 24-3、图 24-4）。

EBER1/2-ISH：肿瘤细胞阳性，阳性率约 50%。

基因重排检测：*TR* 基因目标片段内查见克隆性扩增峰。

诊断：儿童系统性 EBV 阳性 T 细胞淋巴瘤。

鉴别诊断：

（1）慢性活动性 EBV 感染 T/NK 表型，系统性。

（2）结外鼻型 NK/T 细胞淋巴瘤（淋巴结）。

（3）侵袭性 NK 细胞白血病。

（病例提供者：四川大学华西医院　陈子航　刘卫平）

病例 25　成人 T 细胞淋巴瘤 / 白血病（淋巴结，外周血）

病史摘要

女性，24 岁。

主诉：全身进行性多发浅表肿物 10 天。

现病史：患者于入院前 10 天无明显诱因出现 2 个颈部肿物，大小约 1.5cm×2.0cm，就诊于当地医院，予以抗感染治疗，症状无改善。随后肿物数量逐渐增多，遍及双侧颈部、左侧腋窝、左侧腹股沟，并出现左手腕皮疹。PET/CT 显示双侧颈部、双侧耳前、双侧咽旁间隙、锁骨上窝、臂丛间隙、腋窝、内乳区、纵隔内、右侧心膈角区、肝门、腹膜后多发结节肿块影，考虑为淋巴瘤可能。外周血人类嗜 T 细胞病毒抗体 HTLV 3.27S/CO。外周血 PCR 凝胶电泳检测到患者细胞基因组 DNA 中整合有 HTLV-1 前病毒基因（图 25-1）。

治疗与随访：确诊后采用 DA-EPOCH 方案化疗，后因化疗后骨髓抑制合并弥漫性肺泡出血综合征导致呼吸衰竭、多系统感染，最终死亡。

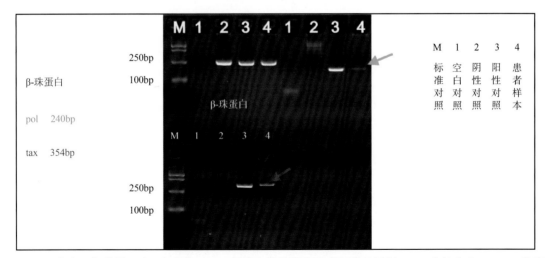

图 25-1　成人 T 细胞淋巴瘤 / 白血病。PCR 凝胶电泳检测到患者细胞基因组 DNA 中整合有 HTLV-1 前病毒基因 pol 区片段（绿色箭头）和 tax 区片段（红色箭头）

病理表现

病理表现见图 25-2 ～图 25-5。

图 25-2 成人 T 细胞淋巴瘤 / 白血病。淋巴结结构被破坏，肿瘤细胞弥漫性浸润（中倍）

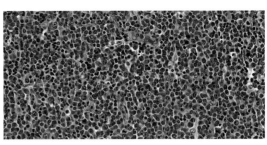

图 25-3 成人 T 细胞淋巴瘤 / 白血病。肿瘤细胞中等至大，细胞核为圆形或卵圆形，可见核仁（高倍）

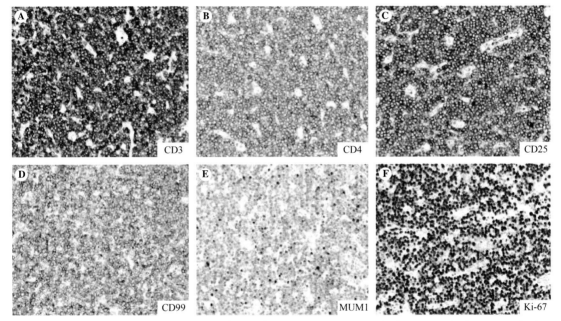

图 25-4 成人 T 细胞淋巴瘤 / 白血病。肿瘤细胞表达 CD3（A）、CD4（B）、CD25（C）、CD99（D）、MUM1（E）和 Ki-67（约 90%）（F）（高倍）

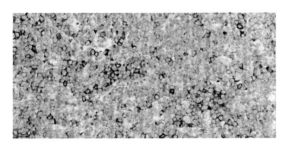

图 25-5 成人 T 细胞淋巴瘤 / 白血病。部分肿瘤细胞表达 CD30 抗原，阳性率约 30%（高倍）
抗体：Roche；克隆号：Ber-H2；检测平台：Roche Ventana

病理诊断

病变部位：颈左侧。

样本类型：切除活检。

组织病理学：镜下见淋巴结结构被破坏，可见中等至大的肿瘤细胞弥漫浸润，细胞核呈圆形或卵圆形，核膜清晰，可见一至多个核仁，核分裂象易见（图 25-2、图 25-3）。

免疫组化染色：肿瘤细胞弥漫性表达 CD2、CD3、CD4、CD25、CD99、MUM1、Bcl-2 和 Ki-67（约 90%），CD30 呈强弱不等表达，不表达 CD5、CD7、CD8、CD10、CD15、CD20、CD56、FOXP3、Gran B、TIA-1、ALK、TdT、CD21 和 Bcl-6（图 25-4、图 25-5）。

EBER-ISH：肿瘤细胞（－）。

外周血及骨髓活检：未见肿瘤细胞浸润。

诊断：成人 T 细胞淋巴瘤 / 白血病。

鉴别诊断：

（1）外周 T 细胞淋巴瘤，非特指。

（2）间变性大细胞淋巴瘤，ALK 阴性。

（病例提供者：福建医科大学附属协和医院　陈鹭姗）

病例 26　成人 T 细胞淋巴瘤 / 白血病（皮肤）

病史摘要

男性，66 岁。

主诉：发现右侧腹股沟区肿块数枚，左、右上臂肿块 1 年余。

现病史：患者 1 年多前无意间发现右侧腹股沟区肿块数枚，左、右上臂内侧各一枚黄豆大小肿块，色红、无疼痛感，当时未重视、未治疗。约 4 个月前右侧腹股沟区数枚肿物逐渐增大，大小约 2.5cm×4cm，融合成片（图 26-1），同时双上臂内侧肿物也较前增大，约蚕豆大小，肿物无疼痛瘙痒、无畏寒发热等，1 个月前就诊于当地医院，进行右下腹部肿物活检。PET/CT 示全身多部位淋巴结及脾肿大，氟代脱氧葡萄糖（FDG）代谢增高，扫描区骨髓 FDG 代谢增高。实验室检查：WBC 21.29×10⁹/L，乳酸脱氢酶 420U/L。骨髓涂片：异常淋巴细胞比例增高，占 57.5%。

治疗与随访：确诊后，接受 CHOP 方案化疗已经 4 个疗程，患者反应良好，随访时全身病变消退。

病理表现

病理表现见图 26-1 ～图 26-6。

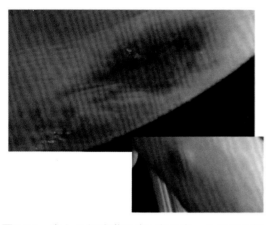

图 26-1 成人 T 细胞淋巴瘤 / 白血病。上图示右侧腹股沟区数枚肿物逐渐增大，大小约 2.5cm×4cm，部分融合。下图示右上臂内侧肿物，约蚕豆大小

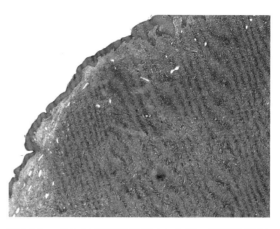

图 26-2 成人 T 细胞淋巴瘤 / 白血病。异型淋巴细胞弥漫性浸润真皮及皮下组织（低倍）

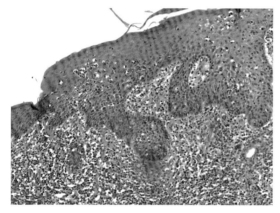

图 26-3 成人 T 细胞淋巴瘤 / 白血病。异型淋巴细胞主要累及真皮，部分侵犯表皮，呈 Pautrier 微脓肿样浸润（中倍）

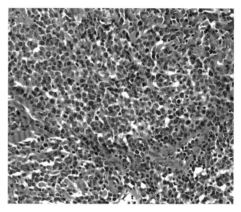

图 26-4 成人 T 细胞淋巴瘤 / 白血病。肿瘤细胞中等大小，胞质嗜碱性，部分核圆，可见核仁，部分呈母细胞样，易见核分裂象（高倍）

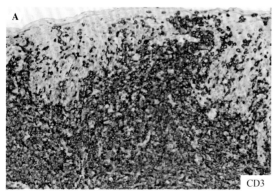

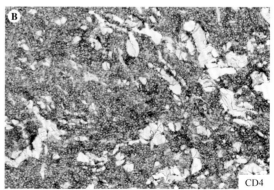

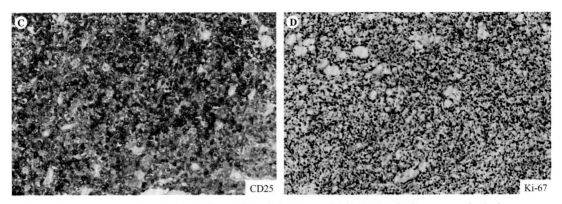

图 26-5　成人 T 细胞淋巴瘤 / 白血病。肿瘤细胞表达 CD3（A）、CD4（B）、CD25（C）和 Ki-67
（约 80%）（D）

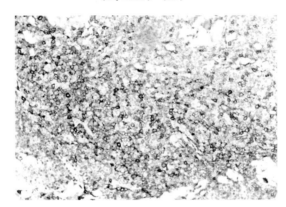

图 26-6　成人 T 细胞淋巴瘤 / 白血病。肿瘤细胞表达 CD30（高倍），阳性率约 90%
抗体：GeneTech；克隆号：JCM182；检测平台：Leica

病理诊断

病变部位：右下腹。

样本类型：皮肤活检。

组织病理学：肿瘤细胞中等大小，胞质呈嗜碱性，部分核圆，可见核仁，部分呈母细胞样，易见核分裂象。肿瘤细胞大多在真皮及皮下脂肪组织内弥漫浸润性生长，并见表皮内 Pautrier 微脓肿样浸润，灶性可见坏死（图 26-2 ～图 26-4）。

免疫组化染色：肿瘤细胞表达 CD2、CD3、CD4、CD5、CD25、CD30 和 Ki-67（约80%），不表达 CD20、CD79a、CD7、CD8、CD10、CD21、CD23、CD56、TIA-1、Gran B 和 ALK（图 26-5、图 26-6）。

EBER1/2-ISH：肿瘤细胞（－）。

HTLV-1 病毒及抗体检测：（＋）。

诊断：非霍奇金淋巴瘤，成人 T 细胞性白血病 / 淋巴瘤（ATLL）。

鉴别诊断：

（1）蕈样肉芽肿。

（2）外周 T 细胞性非霍奇金淋巴瘤，非特指。

（3）皮下脂膜炎样 T 细胞性淋巴瘤。

（4）原发性皮肤 CD4 阳性小 / 中等大小 T 细胞淋巴增生性疾病。

（病例提供者：浙江大学医学院附属第一医院　王照明）

病例 27　血管免疫母细胞性 T 细胞淋巴瘤（1）

病史摘要

女性，36 岁。

主诉：无意间发现左侧腋下包块，约鸡蛋大小。

现病史：患者 7 个月前发现左侧腋下包块，至当地医院就诊，乳腺及腋窝 B 超显示腋窝淋巴结肿大。行淋巴结切除术。CT 检查：锁骨上、左腋窝、左乳腺内及内乳、肝门部 FDG 代谢异常增高。浅表淋巴结 B 超检查：双侧颈部淋巴数个低回声结节，左侧较大者约 33mm×10mm，右侧较大者约 27mm×8mm；双侧腋窝显示数个低回声结节，左侧较大者约 12mm×10mm，右侧较大者约 12mm×7mm；双侧腹股沟数个低回声结节，左侧较大者约 8mm×6mm，右侧较大者约 9mm×6mm。

治疗与随访：确诊后，按期接受化疗（CHOP 方案），4 次化疗，患者症状略有缓解，带病生存。

病理表现

病理表现见图 27-1 ～图 27-4。

图 27-1　血管免疫母细胞性 T 细胞淋巴瘤。淋巴结结构被破坏，肿瘤细胞弥漫性生长，高内皮血管增生，分枝状构象（低倍）

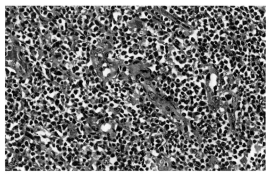

图 27-2　血管免疫母细胞性 T 细胞淋巴瘤。肿瘤细胞中等大小，部分瘤细胞胞质透明，高内皮血管增生，滤泡树突状细胞不规则增生（高倍）

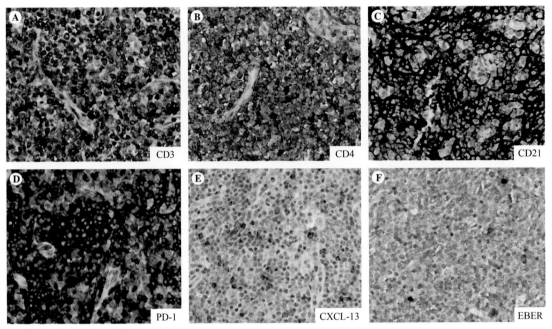

图 27-3 血管免疫母细胞性 T 细胞淋巴瘤。肿瘤细胞表达 CD3（A）、CD4（B）、PD-1（D），部分表达 CXCL-13（E），CD21 染色示滤泡外 FDC 网（C）；EBER1/2-ISH 示个别细胞阳性（F）（高倍）

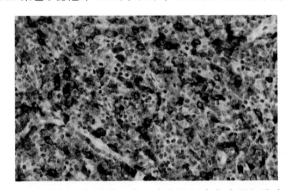

图 27-4 血管免疫母细胞性 T 细胞淋巴瘤。病变组织中免疫母细胞表达 CD30 抗原，阳性细胞数约占视野中总细胞数的 40%（高倍）

抗体：中杉金桥；克隆号：UMAB256U（鼠单抗）；检测平台：Roche Ventana

病理诊断

病变部位：左侧腋窝区。

样本类型：淋巴结活检。

组织病理学：淋巴结结构通常被破坏，局部见萎缩的淋巴滤泡及扩张的淋巴窦，副皮质区明显增生，大片圆形或椭圆形、中等大小的瘤细胞弥漫或灶性浸润；分枝状排列高内皮静脉增生，血管周围可见胞质透亮的肿瘤细胞，肿瘤细胞核膜清晰，肿瘤背景具多样性，散在数量不等的小淋巴细胞、嗜酸性粒细胞、浆细胞、中性粒细胞、组织细胞等多种细胞混杂（图 27-1、图 27-2）。

免疫组化染色：肿瘤细胞表达 CD2、CD3、CD4、Bcl-6、PD-1；免疫母细胞表达 CD30，阳性细胞数约占视野中总细胞数的 40%。肿瘤细胞不表达 CD20、CD8、MUM1、ALK、EMA、CD10、Gran B，CD21 FDC 网不规则增生，Ki-67 阳性率约 60%（图 27-3、图 27-4）。

EBER1/2-ISH：个别淋巴细胞（＋）。

诊断：血管免疫母细胞性 T 细胞淋巴瘤，侵袭性。

鉴别诊断：

（1）霍奇金淋巴瘤。

（2）外周 T 细胞淋巴瘤，非特指。

（3）结外 NK/T 细胞淋巴瘤，鼻型。

（4）富于 T 细胞 / 组织细胞的大 B 细胞淋巴瘤。

（病例提供者：中国科学技术大学附属第一医院 彭 燕）

病例 28 血管免疫母细胞性 T 细胞淋巴瘤（2）

病史摘要

男性，69 岁。

主诉：发热伴咳嗽 20 天。

现病史：20 天前，患者自认为受凉后出现畏寒、发热症状，多午后发作，寒战后出现体温升高，最高达 39℃，伴胸闷气紧，发热 3～5 小时后出汗，体温下降，伴咳嗽咳痰，为白色黏痰。无头晕、头痛，恶心呕吐等。血常规检查：WBC 9.79×10^9/L，血红蛋白（HGB）103g/L，PLT 143×10^9/L，LYMPH 10.3%。肝肾功能及凝血常规未见明显异常。患者自述发现双上肢肘浅淋巴结肿大 10 年余，颈两侧后部淋巴结肿大 6 月余，近期颈后淋巴结不对称性进行性肿大，以右侧为甚。胸部 CT 示左肺门淋巴结肿大，包绕左下肺动脉，纵隔及双侧腋下多发肿大淋巴结。双肺散在结节影。双侧胸膜增厚。超声检查示颈右侧探及肿大结节影。行颈部淋巴结切除活检。

治疗与随访：确诊后，接受 2 个周期化疗（EPOCH 方案），肿瘤体积发生缓解。

病理表现

病理表现见图 28-1～图 28-6。

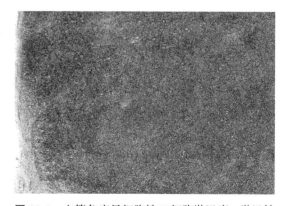

图 28-1 血管免疫母细胞性 T 细胞淋巴瘤。淋巴结结构可辨，滤泡间区变宽（低倍）

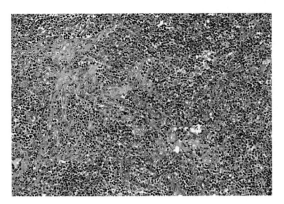

图 28-2　血管免疫母细胞性 T 细胞淋巴瘤。滤泡间区见小血管增生，内皮肿胀（中倍）

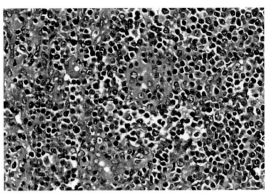

图 28-3　血管免疫母细胞性 T 细胞淋巴瘤。血管周围见一些中等大小、核形不规则、胞质透明的淋巴细胞浸润，浆细胞及少量嗜酸性粒细胞相间分布（高倍）

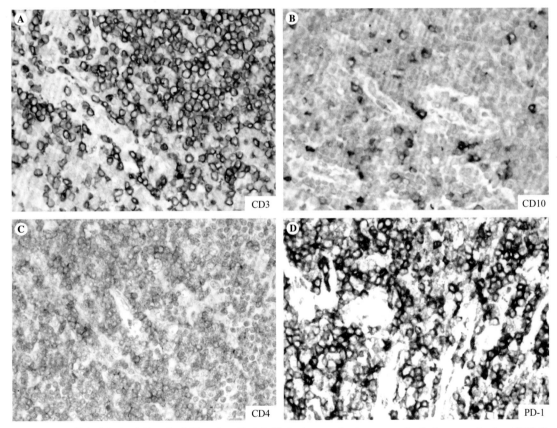

图 28-4　血管免疫母细胞性 T 细胞淋巴瘤。肿瘤细胞表达 CD3（A）、CD4（C）和 PD-1（D），部分表达 CD10（B）（高倍）

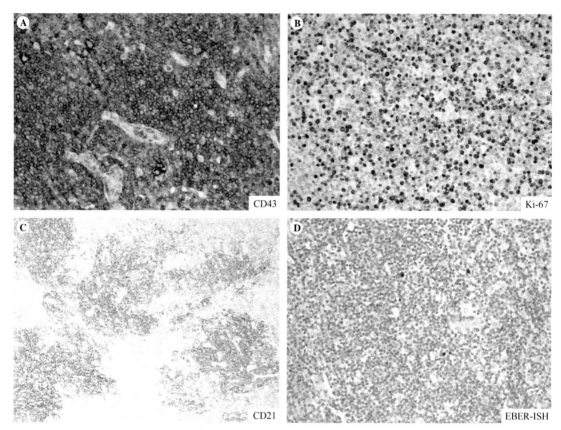

图 28-5　血管免疫母细胞性 T 细胞淋巴瘤。肿瘤细胞表达 CD43（A）和 Ki-67（B）（高倍），CD21 染
　　　　色示滤泡外 FDC 网（C）（低倍），个别淋巴细胞表达 EBER（D）（高倍）

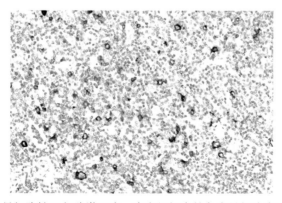

图 28-6　血管免疫母细胞性 T 细胞淋巴瘤。病变组织中的免疫母细胞表达 CD30（高倍），
约占视野中有核细胞的 30%

抗体：中杉金桥；克隆号：JCM182；检测平台：Leica

病理诊断

病变部位：颈淋巴结。

样本类型：淋巴结切除活检。

组织病理学：淋巴结结构可辨，滤泡间区变宽，见小血管增生，内皮肿胀（图 28-1、

图 28-2）。血管周围见一些中等大小的淋巴细胞浸润。该类细胞核为圆形、卵圆形或不规则形，核质比高，胞质少，淡染或透明。可见一些浆细胞、组织细胞及少量嗜酸性粒细胞相间分布，并见少量较大的免疫母细胞样细胞散在分布（图 28-3）。

免疫组化染色：肿瘤细胞表达 CD3、CD4、CD43、PD-1、CD10（部分）和 Bcl-6，不表达 CD20、CD8、CXCL-13；CD30（+，大细胞，60%），Ki-67（+，50%）；CD21 染色示滤泡外 FDC 网（图 28-4～图 28-6）。

EBER1/2-ISH：个别肿瘤细胞（+）。

基因重排检测（PCR＋基因扫描）：检出 IGH 和 TRγ 基因重排。

Sanger 测序：检出 RHOA 基因 2 号外显子（G17Val）突变；未检出 IDH2 基因第 172 号密码子突变。

诊断：非霍奇金淋巴瘤；血管免疫母细胞性 T 细胞淋巴瘤，侵袭性。

鉴别诊断：

（1）富于 T 细胞 / 组织细胞的大 B 细胞淋巴瘤。

（2）外周 T 细胞淋巴瘤，非特指。

（3）淋巴组织反应性增生，T 区增生。

（病例提供者：四川大学华西医院　刘卫平）

病例 29　血管免疫母细胞性 T 细胞淋巴瘤（3）

病史摘要

女性，50 岁。

主诉：发现颈部肿块 1 月余，伴发热半个月。

现病史：1 个多月前患者无明显诱因双颈部出现多枚肿块，约花生米大小，质地中等，无压痛，肿块逐渐增大增多；半个月前患者出现发热，体温最高可达 40.0℃。专科查体：双颈部、双锁骨上、双耳后可扪及多枚淋巴结肿大，最大者约 1.5cm×1.0cm。PET/CT：鼻咽顶后壁及两侧壁略增厚，代谢增高，最大标准摄取值（SUV$_{max}$）约 6.9；双侧腮腺、双侧颈部Ⅰ～Ⅴ区、双侧锁骨区见多发肿大淋巴结，较大者位于左侧颈部Ⅲ区，大小约 2.7cm×1.2cm，代谢增高，SUV$_{max}$ 约 9.7；颈部皮下脂肪间隙见多发小结节影，代谢增高，SUV$_{max}$ 约 5.7；口咽双侧壁代谢增高，SUV$_{max}$ 约 8.1；纵隔及双肺门、双侧内乳区、腋下、膈上前组见多发肿大淋巴结，较大者位于气管隆嵴下，大小约 3.0cm×2.4cm，代谢增高，SUV$_{max}$ 约 9.2；脾大，代谢弥漫性增高，SUV$_{max}$ 约 7.5；腹腔内及腹膜后、骶前、双侧髂血管走行区、直肠系膜区、腹股沟区见多发肿大淋巴结，较大者约 3.7cm×2.0cm，代谢增高，SUV$_{max}$ 约 16.0；子宫体积较大，宫颈代谢增高，SUV$_{max}$ 约 5.8；全身骨骼代谢增高，SUV$_{max}$ 4.0。

治疗与随访：确诊后，给予 CDOE + 西达苯胺化疗 4 个疗程，病变缓解，等待下一疗程化疗，继续随访中。

病理表现

病理表现见图 29-1～图 29-5。

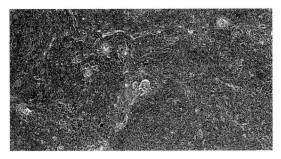

图 29-1 血管免疫母细胞性 T 细胞淋巴瘤。淋巴结结构消失，呈结节样改变，结节周围小血管增多（低倍）

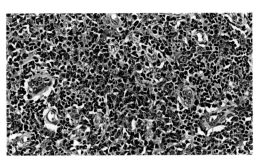

图 29-2 血管免疫母细胞性 T 细胞淋巴瘤。结节边缘间见部分中等大小异型淋巴样细胞，淡染，部分免疫母细胞样（高倍）

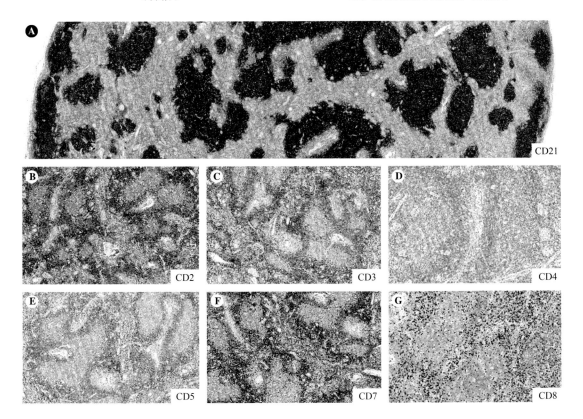

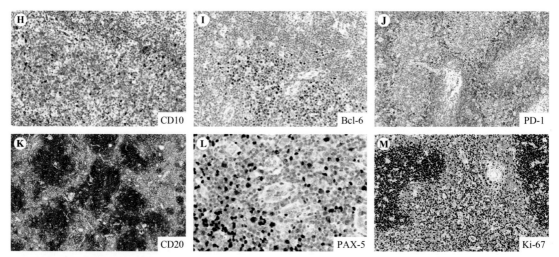

图 29-3　血管免疫母细胞性 T 细胞淋巴瘤。肿瘤细胞表达 CD21（A）、CD2（B）、CD3（C）、CD4（D）、CD5（E）、CD7（F）、CD8（G）、CD10（H）、Bcl-6（I）、PD-1（J）、CD20（K）、PAX-5（L）和 Ki-67（M）

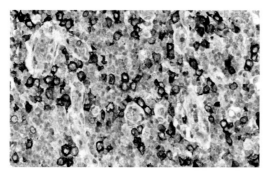

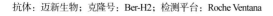

图 29-4　血管免疫母细胞性 T 细胞淋巴瘤。病变组织中的免疫母细胞部分表达 CD30 抗原（高倍），阳性率约 30%

抗体：迈新生物；克隆号：Ber-H2；检测平台：Roche Ventana

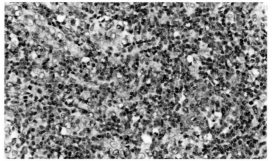

图 29-5　血管免疫母细胞性 T 细胞淋巴瘤。EBER1/2-ISH 示个别细胞阳性

病理诊断

病变部位：右颈部。

样本类型：淋巴结切除标本。

组织病理学：送检多个淋巴结，被膜不厚，可见边缘窦和淋巴滤泡，部分滤泡扩大，生发中心显著增生，套区发育不良，边界不清，局灶见滤泡外 FDC 增生。血管增生伴周围小淋巴样细胞聚集；滤泡间见部分中等大小异型淋巴样细胞，胞质中等、淡染，部分呈免疫母细胞样，核为椭圆形或不规则形，染色质略粗，部分见小核仁，可见核分裂象；背景中散在分布少量中性粒细胞、浆细胞及组织细胞（图 29-1、图 29-2）。

免疫组化染色：CD21（＋，显示 FDC 网，部分扩大），CD23（＋，显示 FDC 网，部分扩大），CD2（滤泡边缘及滤泡间＋），CD3（滤泡边缘及滤泡间＋），CD5（滤泡边缘及滤泡间部分弱阳性），CD7（滤泡边缘及滤泡间 +），CD4（+）＞ CD8（+），CD10（+，滤泡边缘少量细胞强阳性，生发中心细胞弱阳性），Bcl-6（生发中心细胞及滤泡间区部分细胞 +），PD-1（滤泡边缘部分细胞 +），CXCL-13（+，灶性），CD56（−），Gran B（−），TIA-1（−），CD20（+，滤泡区 B 细胞表达为主，部分显示 B 细胞增生），PAX-5（滤泡区 B 细胞 +），CD19（滤泡区 B 细胞 +），MUM1（滤泡间区浆样细胞 +），Bcl-2（生发中心外 +），c-Myc（+，60%～80%），P53（+，约 10%，呈异质性表达），CD30（+，30%，背景免疫母细胞样大细胞表达，强弱不等），Cyclin D1（−），SOX11（−），CD38（散在浆样细胞 +），CD138（散在浆样细胞 +），CD34（血管 +），Ki-67（+，滤泡边缘及滤泡间区约 40%）（图 29-3、图 29-4）。

EBER1/2-ISH：散在活化 B 细胞阳性（图 29-5）。

FISH 检测：*c-Myc/IgH* 融合基因（−）。

基因重排检测：*BCR*（B 细胞淋巴瘤受体）克隆性基因重排阴性；*TCR* 克隆性基因重排阳性（1/6 管阳性：TCRβC 管，Dβ-Jβ）。

诊断：血管免疫母细胞性 T 细胞淋巴瘤，侵袭性。

鉴别诊断：

（1）EBV 阳性弥漫大 B 细胞淋巴瘤，非特指。

（2）传染性单核细胞增多症。

（3）其他淋巴组织增殖性病变。

（病例提供者：重庆大学附属肿瘤医院 李 昱）

病例 30 外周 T 细胞淋巴瘤，非特指

病史摘要

男性，76 岁。

主诉：发现双侧颈部、锁骨上、腋下及腹股沟淋巴结肿大。

现病史：发现全身体表（颈部、锁骨上、腋下及腹股沟）多发性淋巴结肿大。无贫血，全身皮肤无皮疹、黄染和出血点。

治疗与随访：确诊后，患者于血液病专科医院接受化疗（CEOP，1 个疗程）后，肿大淋巴结较前缩小，但患者心律失常较前加重，并出现 PR 间期缩短、ST-T 改变异常，考虑患者心脏状况对系统化疗耐受性差，后续化疗发生心脏并发症的风险较高，与患者及家属沟通后，建议就诊综合医院血液内科行后续化疗。

病理表现

病理表现见图 30-1～图 30-6。

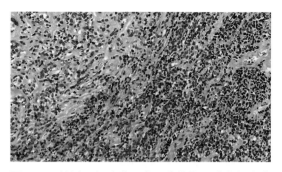

图 30-1　外周 T 细胞淋巴瘤，非特指。肿瘤细胞弥漫性分布（高倍）

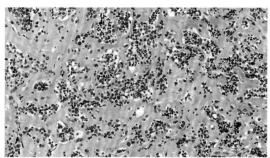

图 30-2　外周 T 细胞淋巴瘤，非特指。肿瘤细胞被纤维结缔组织带分割成簇状、巢状或条索状（高倍）

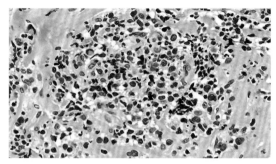

图 30-3　外周 T 细胞淋巴瘤，非特指。肿瘤细胞中等偏大，形态多样（高倍）

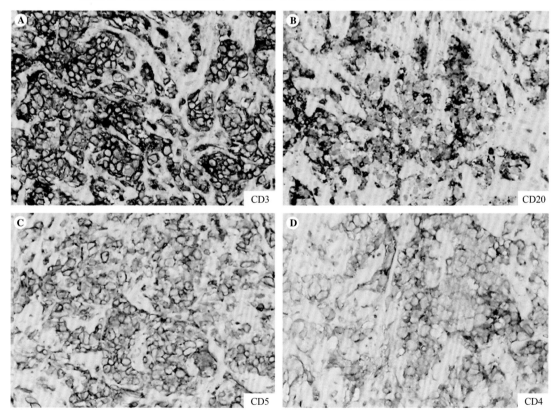

图 30-4　外周 T 细胞淋巴瘤，非特指。肿瘤细胞表达 CD3（A）、CD20（部分弱阳性）（B）、CD5（C）和 CD4（D）（高倍）

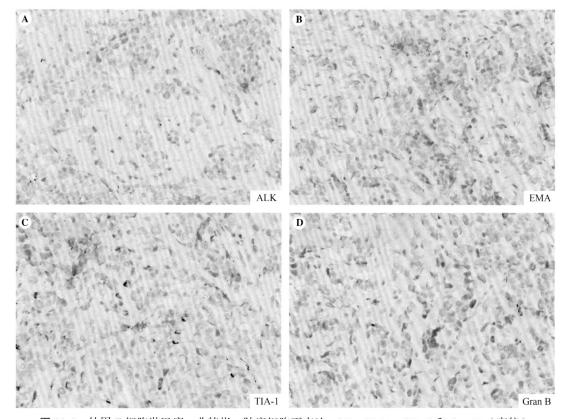

图 30-5 外周 T 细胞淋巴瘤，非特指。肿瘤细胞不表达 ALK、EMA、TIA-1 和 Gran B（高倍）

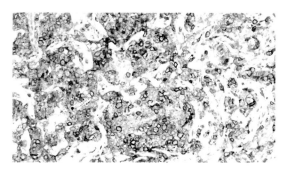

图 30-6 外周 T 细胞淋巴瘤，非特指。肿瘤细胞表达 CD30 抗原（高倍），阳性率约 60%

抗体：中杉金桥；克隆号：JCM182；检测平台：Roche Ventana

病理诊断

病变部位：颈右侧。

样本类型：淋巴结切除标本。

组织病理学：低倍镜下，淋巴结结构被破坏，淋巴窦消失，未见残存淋巴滤泡。肿瘤细胞弥漫性分布，部分区域细胞较密集，部分区域较疏松，被纤维结缔组织带分割成簇状、巢状或条索状。背景中可见少许小淋巴细胞和嗜酸性粒细胞。高倍镜下肿瘤细胞形态多样，核分裂象可见，部分区域细胞小，挤压明显，胞质少，细胞核呈梭形或不规则，核染色质深染，核仁不明显；部分区域细胞中等大小或偏大，形态不规则，部分胞质透亮，核仁不明显，染色质较细腻（图 30-1～图 30-3）。

免疫组化染色：肿瘤细胞表达 CD2、CD3、CD4、CD5 和 CD30，Ki-67 阳性率约 70%，弱表达 CD20；不表达 PAX-5、CD7、CD8、CD56、TIA-1、Gran B、CD10、Bcl-6、PD-1、CXCL13、CD34、TdT、ALK、EMA 和 CK（图 30-4～图 30-6）。

EBER1/2-ISH：肿瘤细胞（-）。

诊断：外周 T 细胞淋巴瘤，非特指，侵袭性。

鉴别诊断：

（1）ALK 阴性间变性大细胞淋巴瘤。

（2）结外 NK/T 细胞淋巴瘤，鼻型。

（3）转移性癌。

（病例提供者：天津医科大学肿瘤医院　高亚男　翟琼莉）

病例 31　惰性 EBV 阳性 T 细胞淋巴组织增生性疾病 / 淋巴瘤（纤维素相关性 T 细胞淋巴瘤）

病史摘要

男性，64 岁。

主诉：慢性心包血肿 18 年，术后 2 年。近来感气促胸闷加重数周。

现病史：患者 18 年前发现慢性心包血肿，2 年前行心包血肿清除术。近来感气促胸闷加重数周；CT 示慢性心包血肿术后 2 年复发，第 2 次行心包血肿剥离术。

治疗与随访：确诊后未经任何治疗，密切随诊和复查，2 年多未见肿瘤复发。

病理表现

病理表现见图 31-1～图 31-6。

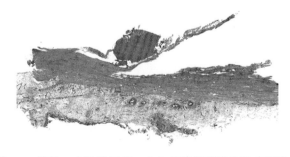

图 31-1　惰性 EBV 阳性 T 细胞淋巴瘤。心包纤维组织增生及玻璃样变性（低倍）

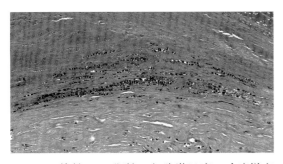

图 31-2 惰性 EBV 阳性 T 细胞淋巴瘤。玻璃样变性的胶原纤维间见一些细胞列兵样排列（中倍）

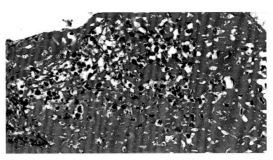

图 31-3 惰性 EBV 阳性 T 细胞淋巴瘤。纤维素样渗出物间见一些大的异型细胞分布，肿瘤细胞核形不规则，深染（高倍）

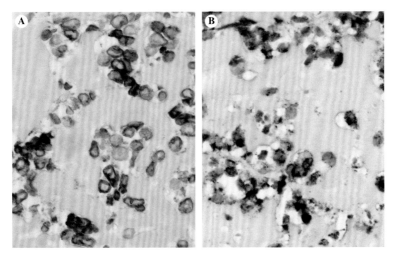

图 31-4 惰性 EBV 阳性 T 细胞淋巴瘤。浸润的细胞表达 CD3（A）和 TIA-1（B）（高倍）

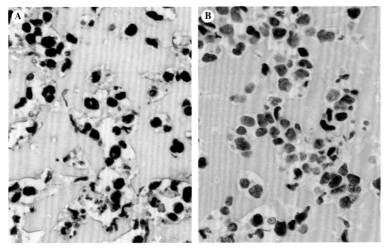

图 31-5 惰性 EBV 阳性 T 细胞淋巴瘤。EBER1/2-ISH 示浸润细胞阳性（A）和表达 EBNA-2（B）（高倍）

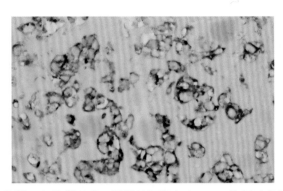

图 31-6 惰性 EBV 阳性 T 细胞淋巴瘤。浸润的细胞表达 CD30 抗原（高倍），阳性率约 90%

抗体：迈新生物，克隆号：Ber-H2；检测平台：Roche Ventana

病理诊断

病变部位：心包。

样本类型：切除标本及内容物。

组织病理学：低倍镜下，见血肿包膜及纤维素样物（图 31-1）；中倍镜下，深染异型细胞列兵样浸润于血肿包膜内层（图 31-2）；高倍镜下，异型细胞核深染，核形不规则，部分细胞凋亡（图 31-3）。

免疫组化染色：肿瘤细胞表达 CD3、CD43、CD30（> 80%）、MUM1、TIA-1、EBNA-2、Ki-67（90%），不表达 CD20、PAX-5、CD38、CD15、CD5、Perforin、Gran B、CD10、Bcl-6、ALK 和 CD56（见图 31-4 ～图 31-6）。

EBER1/2-ISH：肿瘤细胞（＋）（见图 31-5）。

基因重排检测：查见 *TR* 基因重排。

诊断：惰性 EBV 阳性 T 细胞淋巴瘤（原发性渗出性 T 细胞淋巴瘤）。

鉴别诊断：

（1）结外 NK/T 细胞淋巴瘤，鼻型。

（2）乳腺外隆乳相关间变性大细胞淋巴瘤型 T 细胞淋巴瘤。

（3）纤维素相关性弥漫大 B 细胞淋巴瘤。

（4）EBV 阳性大 B 细胞淋巴瘤伴反常 T 细胞标记阳性。

（病例提供者：江苏省人民医院　王　震　张智弘）

病例 32　慢性活动性 EBV 感染 T/NK 表型，系统性

病史摘要

男性，18 岁。

主诉：反复发热 10 月余。

现病史：患者 10 个多月前无明显诱因出现发热，最高体温 39℃，发热多发生在下午及夜间，遂于当地医院就诊，给予抗感染（具体不详）治疗后体温降至正常，停药后再次出现发热。此后发热反复，体温波动于 37 ～ 39.9℃，多次于当地医院治疗，效果不佳。为求进一步诊治来笔者医院就诊，查体示颈部淋巴结肿大，最大者约 1cm×2cm，质韧，边界清，活动度可。肝脏肋下 7cm。脾大平脐。查血示轻度贫血、白细胞减少，血浆 EBV 阴性 DNA 拷贝数 $3.39×10^5$ copies/ml。为明确诊断，行颈部淋巴结切除活检。

治疗与随访：确诊后，患者家属放弃治疗。

病理表现

病理表现见图 32-1 ～图 32-4。

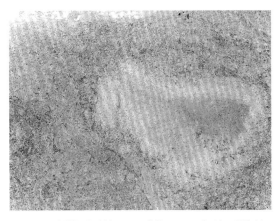

图 32-1 慢性活动性 EBV 感染 T/NK 表型，系统性。淋巴结结构尚存，滤泡间区明显增生伴片状坏死（低倍）

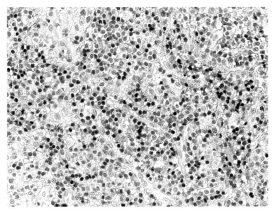

图 32-2 慢性活动性 EBV 感染 T/NK 表型，系统性。增生的淋巴细胞中等大小，细胞核呈圆形或不规则形，胞质淡染，背景中可见组织细胞和嗜酸性粒细胞等（高倍）

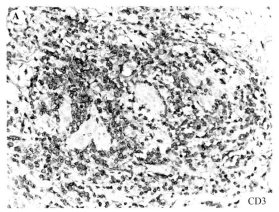

CD3

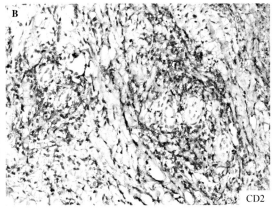

CD2

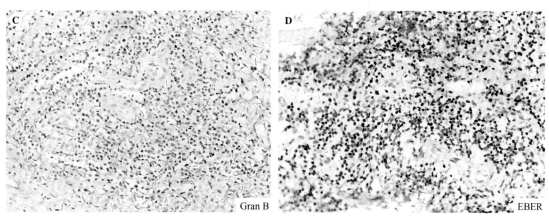

图 32-3　慢性活动性 EBV 感染 T/NK 表型，系统性。增生的淋巴细胞表达 CD3、CD2、Gran B；EBER1/2-ISH 示阳性率约 60%（中倍）

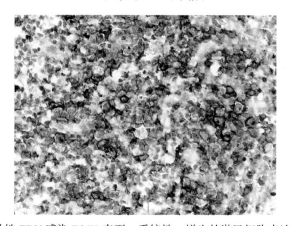

图 32-4　慢性活动性 EBV 感染 T/NK 表型，系统性。增生的淋巴细胞表达 CD30（中倍），阳性率约 80%

抗体：中杉金桥；克隆号：JCM182；检测平台：Leica

病理诊断

病变部位：左侧颌下。

样本类型：淋巴结切除活检。

组织病理学：淋巴结结构尚存，滤泡间区明显增生伴片状坏死（图 32-1）。增生的淋巴细胞呈中等大小，细胞核呈圆形或不规则形，胞质淡染，背景中可见组织细胞、嗜酸性粒细胞等（图 32-2）。

免疫组化染色：增生的淋巴细胞表达 CD3、CD2、CD7、CD30 和 Gran B，不表达 CD20、CD4、CD5、CD8 和 CD56（图 32-3、图 32-4）。

EBER1/2-ISH：肿瘤细胞（+），阳性率 70%。

基因重排检测：*TR* 基因目标片段内未查见克隆性扩增峰。

诊断：慢性活动性 EBV 感染 T/NK 表型，系统性。

鉴别诊断：

（1）儿童系统性 EBV 阳性 T 细胞淋巴瘤。

（2）结外鼻型 NK/T 细胞淋巴瘤（淋巴结累及）。

（3）病毒性淋巴结炎。

（病例提供者：四川大学华西医院　陈子航　刘卫平）

病例 33　蕈样肉芽肿伴大细胞转化

病史摘要

男性，50 岁。

主诉：全身皮肤发红伴瘙痒 10 月余。

现病史：10 个多月前，患者无明显诱因出现颜面部发红伴瘙痒，后逐渐发展至全身（图 33-1）。无局部皮损，无皮疹、脓包等，当地医院以"皮肤病"治疗，症状无明显缓解，遂就诊于其他医院，完善骨髓穿刺检查，未见明显异常，FISH 检测提示 Bcl-2/IGH、Bcl-6、CCND1、MYC/IGH、P53 均阴性。在皮肤专科医院就诊，并取右侧面部、腰部皮肤活检。在笔者医院就诊，再次行面部皮肤活检，并行右侧腹股沟淋巴结活检。PET/CT 示双侧颈部、胸腺、双侧腋窝、腹股沟及髂外血管旁淋巴结累及。患者一般情况良好。

治疗与随访：确诊后接受了 4 个周期化疗（BV、EPOCH、西达本胺等），病情部分缓解，随访时仍在治疗中。

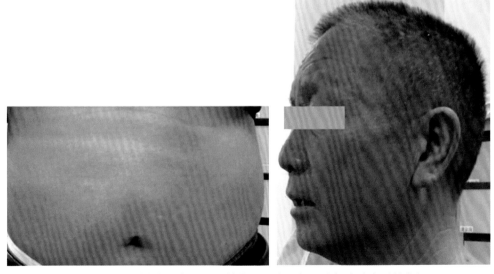

图 33-1　蕈样肉芽肿伴大细胞转化。患者面部和腹部皮肤广泛性发红

病理表现

病理表现见图 33-2 ～图 33-5。

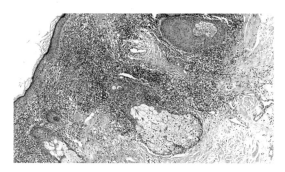

图 33-2 蕈样肉芽肿伴大细胞转化。表面鳞状上皮未见明显异常，真皮层内胶原纤维间，以及小血管和附件周围见淋巴细胞密集分布（低倍）

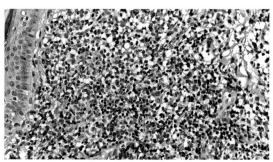

图 33-3 蕈样肉芽肿伴大细胞转化。真皮层内浸润的多数淋巴细胞中等偏大，细胞核为圆形，其中也见少量小淋巴细胞相间分布（高倍）

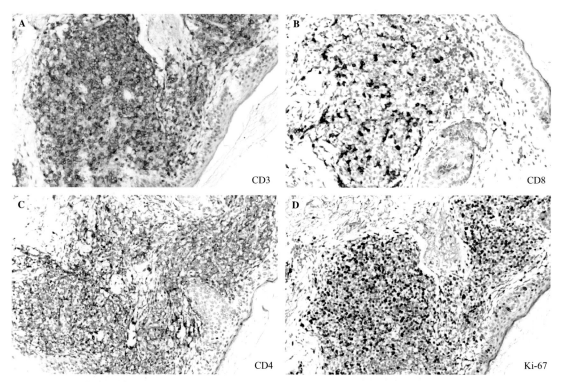

图 33-4 蕈样肉芽肿伴大细胞转化。肿瘤细胞表达 CD3（A）、CD4（C）和 Ki-67（D），不表达 CD8（B）（高倍）

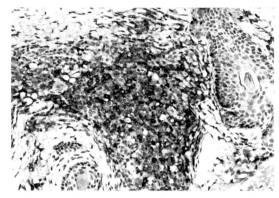

图 33-5 蕈样肉芽肿伴大细胞转化。肿瘤细胞表达 CD30 抗原（高倍），阳性率约 70%
抗体：中杉金桥；克隆号：JCM182；检测平台：Leica

病理诊断

病变部位：面部皮肤。

样本类型：活检。

组织病理学：低倍镜下，表面鳞状上皮未见明显异常，真皮层内胶原纤维间，以及小血管和附件周围见一些中等偏大的淋巴细胞浸润（图 33-2）。浸润的淋巴细胞核为圆形，核染色质分布较均匀，多数细胞核可见一嗜碱性小核仁。细胞质少而淡染，可见核分裂象（图 33-3）。还可见一些小淋巴细胞相间分布。

免疫组化染色：肿瘤细胞 CD20（－）、CD3（＋）、CD2（少量＋）、CD7（少量＋）、CD5（＋）、CD4（＋）、CD8（－）、CD30（＋，70%）、CD56（－）、GB（－），Ki-67 阳性率 70%（图 33-4、图 33-5）。

EBER1/2-ISH：肿瘤细胞（－）。

基因重排检测（PCR＋基因扫描）：目标条带范围内未查见 *TRγ* 基因克隆性扩增峰。

诊断：非霍奇金淋巴瘤，原发性皮肤外周 T 细胞淋巴瘤，符合蕈样肉芽肿伴大细胞转化，但未检出 *TRγ* 基因重排。

鉴别诊断：

（1）原发性皮肤间变性大细胞淋巴瘤。

（2）皮肤淋巴细胞浸润症。

（病例提供者：四川大学华西医院　刘卫平）

第四节　成熟 B 细胞淋巴瘤 / 淋巴组织增生性疾病

病例 34　弥漫大 B 细胞淋巴瘤，非特指，非生发中心亚型

病史摘要

女性，44 岁。

主诉：咳嗽 4 月余，加重伴发热、气促 20 余天。

现病史：4 个多月前无明显诱因出现咳嗽，程度较轻，自行口服止咳药及抗感染药后症状无缓解，就诊于当地医院，查体发现锁骨上淋巴结肿大。胸部 + 全腹部 CT 示双侧下颈部、纵隔、肺门多发淋巴结肿大，部分可见融合，右侧胸腔少量积液，盆腔积液，肝胃间、肝门部、腹膜后多发肿大淋巴结，呈部分融合趋势。遂就诊于笔者医院血液科，PET/CT 示：全身多发高代谢肿大淋巴结，双侧扁桃体及喉咽部代谢增高，全身多处骨骼代谢增高，脾大，代谢增高，考虑淋巴瘤浸润。

治疗与随访：确诊后，接受 6 个疗程 R2-CHOP 方案的治疗，疗效评估为 PR。CAR-T 细胞回输 4 次后，PET/CT 评估：双侧颌下、胰腺后方、左侧腰大肌及髂血管间隙、回盲部、双侧髂外多发淋巴结肿大伴代谢增高，考虑淋巴瘤浸润；左侧第 6 前肋骨骨质密度欠均匀，代谢增高，考虑淋巴瘤浸润。与之前 PET/CT 结果对比，病灶减少，但残余病灶代谢较高，Deauville 评分 5 分。

病理表现

病理表现见图 34-1 ～图 34-5。

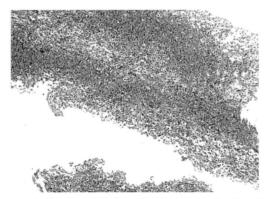

图 34-1 弥漫大 B 细胞淋巴瘤，非特指，非生发中心亚型。淋巴结基本结构消失，肿瘤细胞弥漫性分布（低倍）

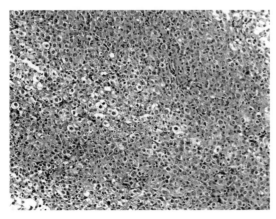

图 34-2 弥漫大 B 细胞淋巴瘤，非特指，非生发中心亚型。肿瘤细胞弥漫性浸润（中倍）

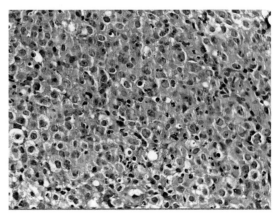

图 34-3 弥漫大 B 细胞淋巴瘤，非特指，非生发中心亚型。肿瘤细胞形态较一致，形似中心母细胞（高倍）

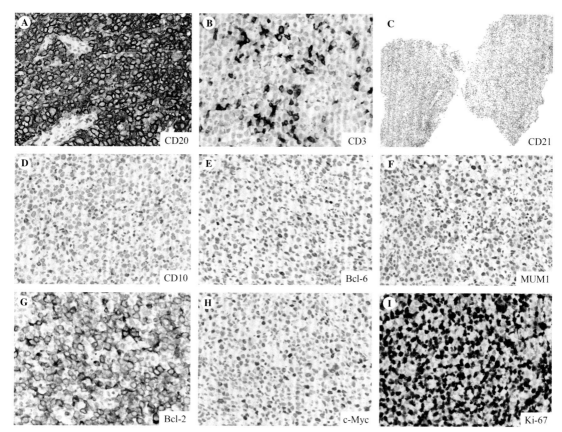

图 34-4　弥漫大 B 细胞淋巴瘤，非特指，非生发中心亚型。肿瘤细胞表达 CD20（A）、Bcl-6（E）、MUM1（F），不表达 CD3（B）（高倍）、CD10（D）；CD21 显示 FDC 网消失（C）（低倍）；Bcl-2 阳性率约 90%（G），c-Myc 阳性率约 60%（H）；Ki-67 高表达（I）（高倍）

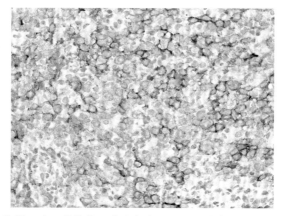

图 34-5　弥漫大 B 细胞淋巴瘤，非特指，非生发中心亚型。肿瘤细胞表达 CD30 抗原（高倍），阳性率约 70%

抗体：Dako；克隆号：Ber-H2；检测平台：Leica

病理诊断

病变部位：右侧颈部淋巴结。

标本类型：粗针穿刺活检。

组织病理学：淋巴结基本结构消失，增生异型细胞弥漫分布，大部分细胞体积大于正常小淋巴细胞的 2 倍，少量嗜碱性胞质，可见 1 个或多个核仁，核分裂象易见，背景中散在分布少量小淋巴细胞（图 34-1～图 34-3）。

免疫组化染色：肿瘤细胞表达 CD20、CD79a、Bcl-6、MUM1、Bcl-2（90%+）、c-Myc（60%+）、CD30（80%+）、Ki-67（90%+），不表达 CD3、CD5、CD10、CD21、CD23、Cyclin D1（图 34-4、图 34-5）。

EBER1/2-ISH：肿瘤细胞（－）。

FISH 检测：*IGH-BCL2* 融合探针检测（－）；*BCL6* 分离探针检测（－）；*c-Myc* 分离探针检测（－）。

诊断：弥漫大 B 细胞淋巴瘤，非特指，非生发中心亚型；瘤细胞双表达 Bcl-2 和 c-Myc 蛋白。

鉴别诊断：

（1）高级别 B 细胞淋巴瘤伴 *Myc*、*Bcl-2* 和（或）*Bcl-6* 重排。

（2）EBV 阳性弥漫大 B 细胞淋巴瘤，非特指。

（病例提供者：上海交通大学医学院附属瑞金医院　易红梅）

病例 35　原发性中枢神经系统弥漫大 B 细胞淋巴瘤

病史摘要

女性，63 岁。

主诉：左侧肢体力弱伴感觉减退 1 个月。

现病史：1 个月前出现左侧肢体活动能力减弱，进行性加重，伴肢体感觉减退。无头痛、恶心、呕吐、眩晕、肢体无力、肢体瘫痪症状，意识清醒。无发热、乏力、盗汗、体重减轻。颅脑 MRI 示右侧丘脑占位。PET/CT 示右侧丘脑略高密度结节影代谢异常增高（1.8cm×2.4cm，SUV_{max}=52.2），右侧小脑中脚及小脑半球边缘高代谢灶（SUV_{max}=17.7）；胃窦局限性代谢增高（SUV_{max}=4.1），考虑炎性或生理性摄取，其余部位未见异常代谢征象。

治疗与随访：确诊后，采用 R-MTX 方案治疗 6 个疗程，腰椎穿刺及鞘注 7 次（阿糖胞苷＋地塞米松）。中位无进展生存期（PFS）8 个月，总生存时间（OS）8 个月。

病理表现

病理表现见图 35-1～图 35-4。

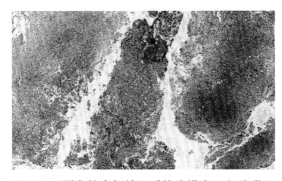

图 35-1 原发性中枢神经系统弥漫大 B 细胞淋巴瘤。肿瘤性淋巴细胞弥漫性浸润，排列密集（低倍）

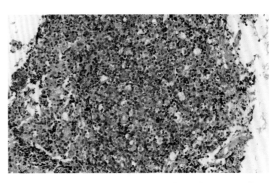

图 35-2 原发性中枢神经系统弥漫大 B 细胞淋巴瘤。肿瘤细胞弥漫性浸润，见"星空"现象（高倍）

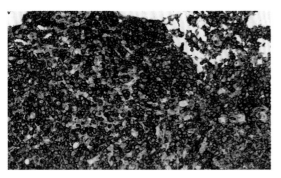

图 35-3 原发性中枢神经系统弥漫大 B 细胞淋巴瘤。肿瘤细胞弥漫强阳性表达 CD20 抗原（高倍）

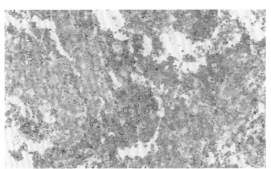

图 35-4 原发性中枢神经系统弥漫大 B 细胞淋巴瘤。肿瘤细胞部分表达 CD30 抗原（高倍），阳性率约 40%

抗体：Leica；克隆号：JCM182；检测平台：Leica

病理诊断

病变部位：右侧丘脑。

样本类型：立体定向穿刺活检。

组织病理学：脑组织中见弥漫性浸润的异型淋巴样细胞，局部呈不规则小片状浸润，异型细胞中等偏大，胞质丰富、略呈嗜酸性，细胞核呈卵圆形，核染色质疏松，有小核仁，可见细胞凋亡（图 35-1、图 35-2），未见典型的血管套袖样浸润模式。

免疫组化染色：肿瘤细胞表达 CD20（图 35-3）、CD19、CD30（局部，约 40%，图 35-4）、MUM1、Bcl-6（30%）、Bcl-2（40%）、c-Myc（10%）、P53（80%）、Ki-67（80%），不表达 CD3、CD10、CD5、Cyclin D1、PLAP（胎盘碱性磷酸酶）和 GFAP（胶质纤维酸性蛋白）。

EBER1/2-ISH：肿瘤细胞（－）。

诊断：原发性中枢神经系统弥漫大 B 细胞淋巴瘤。

鉴别诊断：

（1）系统性原发性弥漫大 B 细胞淋巴瘤累及中枢神经系统。

（2）间变性大细胞淋巴瘤。

（3）生殖细胞肿瘤。

（4）高级别胶质瘤。

（病例提供者：中国人民解放军总医院第一医学中心　孙　璐）

病例 36　弥漫大 B 细胞淋巴瘤，非特指（回肠）

病史摘要

女性，71 岁。

主诉：间断性下腹部隐痛数年。

现病史：数年前起常无明显诱因出现右下腹隐痛，否认腹胀腹泻、里急后重等，休息后可自行缓解，未予以重视。后因上述症状较前加重，就诊于当地医院，完善肠镜检查及腹部增强 CT。CT 结果提示末段回肠肠壁增厚伴明显强化，炎症性肠病？ PET/CT 考虑为回肠末端恶性肿瘤伴周围淋巴结转移可能，淋巴瘤待排。遂于全身麻醉下行腹腔镜下右半结肠切除术。

治疗与随访：确诊后，采用 DR-CHOP 方案治疗 3 个疗程，中期评估 Deauville 评分 1 分（CR），后续第 4、第 5 疗程分别给予 DR-CHOP、DR-COP 方案，待后续治疗后末期评估。

病理表现

病理表现见图 36-1 ～图 36-5。

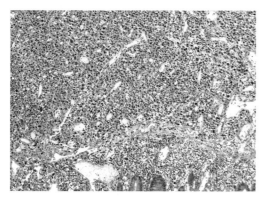

图 36-1　弥漫大 B 细胞淋巴瘤，非特指（回肠）。肠壁内见异型淋巴细胞弥漫性浸润（低倍）

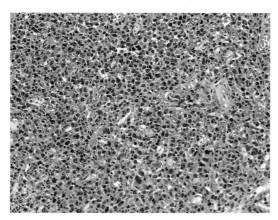

图 36-2　弥漫大 B 细胞淋巴瘤，非特指（回肠）。异型淋巴细胞以大细胞为主（中倍）

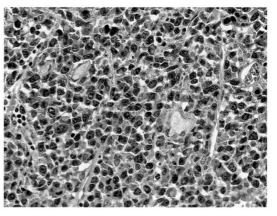

图 36-3　弥漫大 B 细胞淋巴瘤，非特指（回肠）。异型淋巴细胞核染色质粗，部分细胞核仁清楚，易见核分裂象，细胞质略呈嗜碱性（高倍）

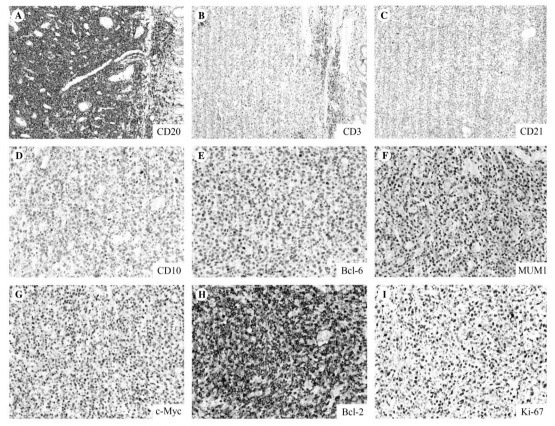

图 36-4 弥漫大 B 细胞淋巴瘤，非特指（回肠）。肿瘤细胞表达 CD20（A）、MUM1（F）、Ki-67（I）（中倍，阳性率约 80%），不表达 CD3（B）、CD21（C）（低倍）、CD10（D）、Bcl-6（E）；c-Myc 阳性率约 30%（G），Bcl-2 阳性率约 100%（H）

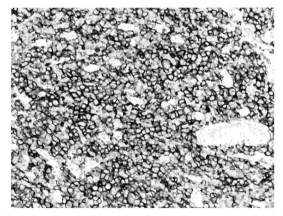

图 36-5 弥漫大 B 细胞淋巴瘤，非特指（回肠）。肿瘤细胞表达 CD30 抗原（高倍），阳性率约 90%
抗体：Dako；克隆号：Ber-H2；检测平台：Leica

病理诊断

病变部位：右半结肠。

标本类型：肠段切除标本。

组织病理学：肠壁全层异型细胞弥漫性增生、浸润，大部分细胞大小大于 2 倍正常小淋巴细胞，核形不规则，染色质分布不均匀，部分细胞核仁清楚，核分裂象易见（图 36-1 ～图 36-3）。

免疫组化染色：肿瘤细胞表达 CD20、CD79a、MUM1、Bcl-2（100%）、c-Myc（30%）、CD30（90%）和 Ki-67（80%），不表达 AE1/AE3、CD3、CD5、Bcl-6、CD10 和 CD21（图 36-4、图 36-5）。

EBER1/2-ISH：肿瘤细胞（-）。

FISH 检测：*IgH-Bcl2* 融合探针检测（-）；*Bcl-6* 分离探针检测（-）；*c-Myc* 分离探针检测（-）；*IRF4* 分离探针检测（-）；*TP53* 探针缺失检测（-）。

诊断：弥漫大 B 细胞淋巴瘤（回肠），非特指，非生发中心亚型。

鉴别诊断：高级别 B 细胞淋巴瘤伴 *Myc*、*Bcl-2* 和（或）*Bcl-6* 重排。

（病例提供者：上海交通大学医学院附属瑞金医院　易红梅）

病例 37　弥漫大 B 细胞淋巴瘤，间变亚型

病史摘要

女性，66 岁。

主诉：发现右颈部肿物 8 月余。

现病史：患者 8 个多月前无明显诱因发现右颈部肿物，肿物逐渐增大，无发热、盗汗。PET/CT 示双侧颈部、双侧腋窝、上纵隔、腹膜后全身多发淋巴结肿大。体重减轻约 5kg。

治疗与随访：R-CHOP 方案化疗 2 个疗程，后失访。

病理表现

病理表现见图 37-1 ～图 37-4。

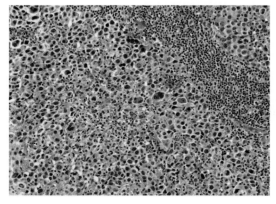

图 37-1　弥漫大 B 细胞淋巴瘤，间变亚型。肿瘤细胞主要位于淋巴窦内，呈片状生长（中倍）

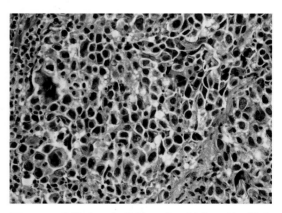

图 37-2　弥漫大 B 细胞淋巴瘤，间变亚型。肿瘤细胞体积大，胞质丰富，核大、部分呈间变型，核仁明显，易见核分裂象（高倍）

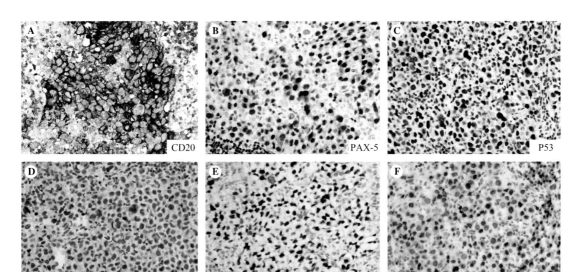

图 37-3 弥漫大 B 细胞淋巴瘤，间变亚型。肿瘤细胞表达 CD20（A）、PAX-5（B）、Bcl-6（E）、MUM1（F），不表达 CD10（D），部分表达 P53（80%）（C）、c-Myc（60%）（G）、Bcl-2（90%）（H）（高倍）

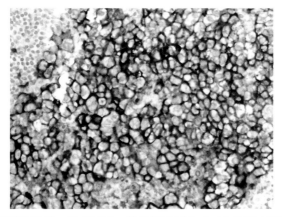

图 37-4 弥漫大 B 细胞淋巴瘤，间变亚型。肿瘤细胞表达 CD30 抗原（高倍），阳性率约 90%
抗体：GeneTech；克隆号：Ber-H2；检测平台：Leica

病理诊断

病变部位：颈右侧。
样本类型：淋巴结活检。

组织病理学：肿瘤细胞主要位于淋巴窦内，呈片状生长，细胞体积大，胞质丰富，核大、部分呈间变型，核仁明显，易见核分裂象（图 37-1、图 37-2）。

免疫组化染色：肿瘤细胞表达 CD20、CD19、PAX-5、Bcl-6、MUM1、CD30（90%）、Bcl-2（90%）、c-Myc（60%）、P53（80%），表达 CD3、CD5、Cyclin D1、CD10、ALK、CD21（图 37-3、图 37-4）。

EBER1/2-ISH：肿瘤细胞（-）。

FISH 检测：无。

诊断：弥漫大 B 细胞淋巴瘤，间变亚型，窦性生长方式，Hans 分型为 non-GCB 亚型，伴 Bcl-2 和 c-Myc 双表达。

鉴别诊断：

（1）间变性大细胞淋巴瘤。

（2）B 细胞淋巴瘤，未分类，特征介于弥漫大 B 细胞淋巴瘤与霍奇金淋巴瘤之间。

（3）经典型霍奇金淋巴瘤（结节硬化型，合体细胞亚型）。

（病例提供者：中山大学肿瘤防治中心 黄雨华 饶慧兰）

病例 38 弥漫大 B 细胞淋巴瘤伴窦性浸润

病史摘要

女性，50 岁。

主诉：发热、咽痛 5 月余，多关节疼痛、皮疹 2 月余。

现病史：患者 5 个多月前无明显诱因出现咽部疼痛、咽部异物感，伴咳嗽、发热，双手背皮疹，当地医院诊断为"成人 Still 病"（成人斯蒂尔病），并予以治疗，发热、咽痛、皮疹较前好转。2 个多月前因咽痛、多关节肿痛再次就诊，诊断为"类风湿关节炎"并予以治疗，关节疼痛较前缓解。10 天前患者关节疼痛加重，双肩关节疼痛为著，上肢抬举困难，伴全身乏力，再次就诊，考虑为"肺部感染，真菌感染，结核菌潜在感染"。入院后 PET/CT 检查示左侧锁骨区、纵隔多发高代谢肿大淋巴结。

治疗与随访：确诊后，接受化疗（R-CHOP 方案），化疗中出现意识模糊、嗜睡，加强脱水等的对症治疗，患者意识较前改善，可流畅对答，肿瘤部分缓解。出院后 1 个月病情加重死亡。

病理表现

病理表现见图 38-1～图 38-5。

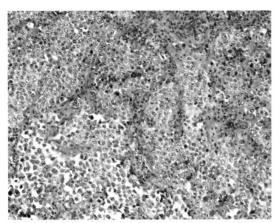

图 38-1　弥漫大 B 细胞淋巴瘤伴窦性浸润。肿瘤细胞呈窦性浸润性生长，主要为体积较大而明显异型的淋巴样细胞（中倍）

图 38-2　弥漫大 B 细胞淋巴瘤伴窦性浸润。肿瘤细胞部分形态奇异，呈间变细胞形态（高倍）

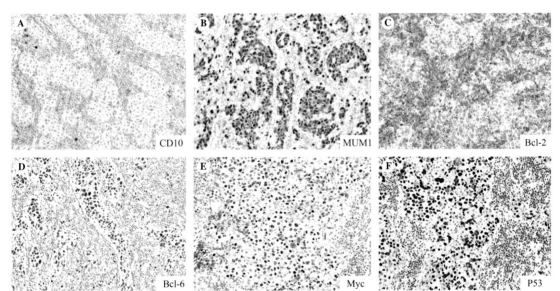

图 38-3　弥漫大 B 细胞淋巴瘤伴窦性浸润。肿瘤细胞表达 MUM1（B）、Bcl-2（C）、Bcl-6（D）、Myc（E）和 P53（F），不表达 CD10（A）（高倍）

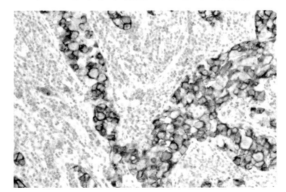

图 38-4　弥漫大 B 细胞淋巴瘤伴窦性浸润。肿瘤细胞表达 CD30 抗原，阳性率约 90%（高倍）

抗体：Dako；克隆号：Ber-H2；检测平台：Leica

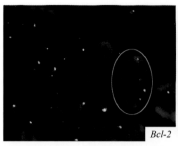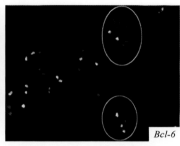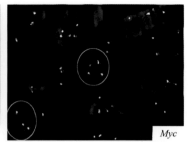

图 38-5 弥漫大 B 细胞淋巴瘤伴窦性浸润。*Bcl-2*、*Myc* 基因出现多拷贝，*Bcl-6* 基因出现多拷贝和断裂（高倍）

病理诊断

病变部位：左侧锁骨区。

样本类型：淋巴结活检。

组织病理学：淋巴结内可见明显异型、体积较大的淋巴样细胞在淋巴窦内浸润性生长，淋巴结实质内未见浸润。肿瘤细胞部分为奇异形间变细胞，可见明显核仁或块状粗颗粒染色质。结合免疫组化标记结果，符合弥漫大 B 细胞淋巴瘤，窦内生长模式，非生发中心起源（图 38-1、图 38-2）。

免疫组化染色：肿瘤细胞表达 CD20、PAX-5、Bcl-6、PD-L1、MUM1，Ki-67 阳性率约 90%；P53 呈弥漫性强阳性表达，显示为突变型表达模式；CD30 呈弥漫性强阳性表达，Bcl-2 阳性率约 90%，Myc 阳性率约 70%。瘤细胞不表达 CD10、CD3、CD15、ALK、AE1/AE3、EBER（图 38-3、图 38-4）。

FISH 检测：*Bcl-2*、*Myc* 基因出现多拷贝，*Bcl-6* 基因出现多拷贝和断裂（图 38-5）。

诊断：弥漫大 B 细胞淋巴瘤伴窦性浸润。

鉴别诊断：

（1）间变性大细胞淋巴瘤。

（2）血管内大 B 细胞淋巴瘤。

（3）淋巴结灰区淋巴瘤。

（4）转移性癌。

（病例提供者：空军军医大学西京医院　王　哲）

病例 39　纤维素相关性弥漫大 B 细胞淋巴瘤（右心室）

病史摘要

男性，34 岁。

主诉：头晕 1 个月，再发伴左侧肢体麻木 2 天。

现病史：因"头晕 1 个月，再发伴左侧肢体麻木 2 天"入院。CT 扫描提示右心室流出道近主干处低密度影，血栓或黏液瘤可能。超声（心脏）检查提示右心室流出道内低回声，黏液瘤待排。心内直视下行"右心室流出道占位切除术"。

治疗与随访：CHOP 方案治疗 4 个疗程，随访 6 个月未见肿瘤复发。

病理表现

病理表现见图 39-1 ～图 39-6。

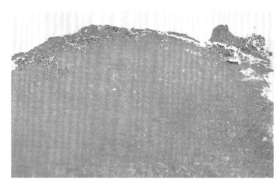

图 39-1 纤维素相关性弥漫大 B 细胞淋巴瘤。切片上方，在红染无定形物的背景中见一些有核细胞分布（低倍）

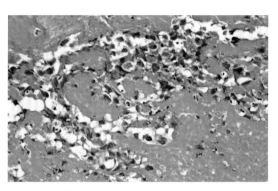

图 39-2 纤维素相关性弥漫大 B 细胞淋巴瘤。浸润的肿瘤细胞体积大，部分形似中心母细胞（高倍）

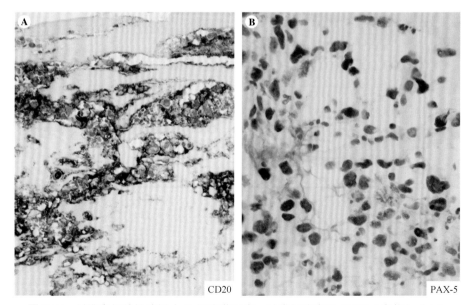

图 39-3 纤维素相关性弥漫大 B 细胞淋巴瘤。肿瘤细胞表达 CD20（中倍）（A）和 PAX-5（高倍）（B）

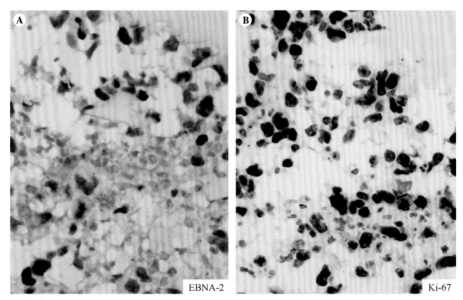

图 39-4　纤维素相关性弥漫大 B 细胞淋巴瘤。肿瘤细胞表达 EBNA-2（A）和 Ki-67（B）（高倍）

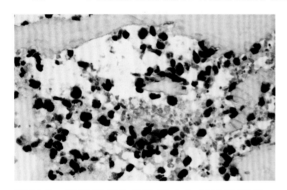

图 39-5　纤维素相关性弥漫大 B 细胞淋巴瘤。EBER1/2-ISH 示肿瘤细胞阳性（高倍）

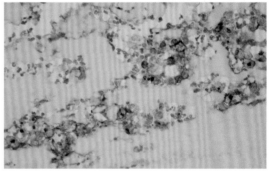

图 39-6　纤维素相关性弥漫大 B 细胞淋巴瘤。肿瘤细胞部分表达 CD30 抗原（高倍），阳性率约 70%

抗体：迈新生物；克隆号：Ber-H2；检测平台：Lumatas

病理诊断

病变部位：右心室。

样本类型：切除标本。

组织病理学：低倍镜下，纤维素性血栓内容物周边见异型淋巴样大细胞（图 39-1）；高倍镜下，病变细胞核大异型，染色质粗糙，部分凋亡退变（图 39-2）。

免疫组化染色：肿瘤细胞表达 CD45、CD20、PAX-5、CD79a、OCT-2、CD43、CD38（弱）、CD30（70%）、Ki-67（80%），不表达 CD3、CD5、CD68、CD15、CD10、MUM1、ALK 和 CK-pan（图 39-3、图 39-4、图 39-6）。

EBER1/2-ISH：肿瘤细胞（+）（图 39-5）。

诊断：纤维素相关性弥漫大 B 细胞淋巴瘤。

鉴别诊断：

（1）转移性癌。

（2）弥漫大 B 细胞淋巴瘤（DLBCL）。

（3）软组织肉瘤。

（病例提供者：陆军军医大学西南医院　孟　刚；江苏省人民医院　王　震）

病例 40　原发性纵隔（胸腺）弥漫大 B 细胞淋巴瘤

病史摘要

男性，29 岁。

主诉：胸痛 1 个月。

现病史：患者 1 个月前无明显诱因出现胸口剧烈撕扯样疼痛，位置固定，疼痛未向远处放射；间断心悸、气短，并出现面部、颈部、左上肢水肿，无饮水呛咳、声音嘶哑。就诊于外院，胸部 CT 示前纵隔占位，双侧胸腔积液、心包积液。PET/CT 提示前上纵隔有 11.9cm×11.3cm×8.4cm 占位，与纵隔、胸膜、心包边界不清，SUV_{max}=27.93。

治疗与随访：确诊后，行 R-EPOCH 等方案化疗 6 个疗程，疗效评价为 PR，后改用放疗。放疗结束后 8 周复查 PET/CT 提示纵隔肿物增大，但纵隔肿物穿刺活检未见肿瘤。定期复查 PET/CT 提示纵隔肿物未再增大，大小约 4.7cm×1.9cm，SUV_{max}=3.0。随访时病情平稳。

病理表现

病理表现见图 40-1 ～图 40-5。

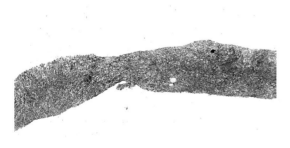

图 40-1　原发性纵隔（胸腺）弥漫大 B 细胞淋巴瘤。肿瘤细胞呈弥漫性分布，浸润于胶原纤维背景中（低倍）

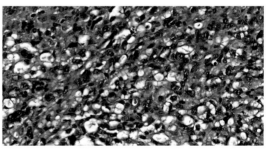

图 40-2　原发性纵隔（胸腺）弥漫大 B 细胞淋巴瘤。肿瘤细胞体积较大，胞质丰富、淡染，细胞核呈圆形、卵圆形或略不规则，部分细胞有核仁（高倍）

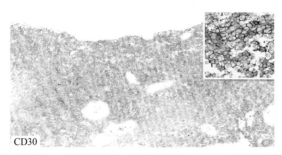

图 40-3 原发性纵隔（胸腺）弥漫大 B 细胞淋巴瘤。肿瘤细胞表达 CD30 抗原（低倍及高倍），阳性率约 100%

抗体：GeneTech；克隆号：JCM182；检测平台：Roche Ventana

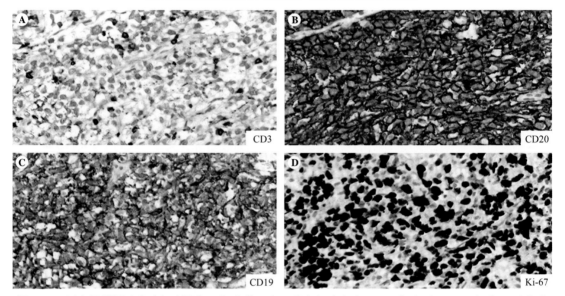

图 40-4 原发性纵隔（胸腺）弥漫大 B 细胞淋巴瘤。肿瘤细胞表达 CD20（B）和 CD19（C），不表达 CD3（A），Ki-67 阳性率约 80%（D）（高倍）

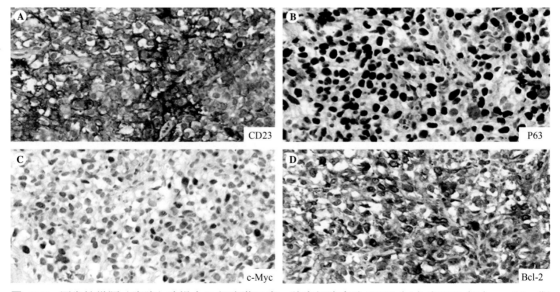

图 40-5 原发性纵隔（胸腺）弥漫大 B 细胞淋巴瘤。肿瘤细胞表达 CD23（A）和 P63（B），c-Myc 阳性率约 40%（C），Bcl-2 阳性率约 60%（D）（高倍）

病理诊断

病变部位：纵隔。

样本类型：穿刺活检。

组织病理学：肿瘤细胞呈弥漫性分布，浸润于胶原纤维背景中。细胞体积较大，胞质丰富、淡染，细胞核呈圆形、卵圆形或略不规则，部分细胞有核仁（图 40-1、图 40-2）。

免疫组化染色：肿瘤细胞表达 CD19、CD20、PAX-5、CD30、CD23、P63、Bcl-6、MUM1、Bcl-2（60%）、c-Myc（40%）、P53（20%）、Ki-67（80%），不表达 CD3、CD5、Cyclin D1、CD10、TdT（图 40-3 ～图 40-5）。

EBER1/2-ISH：肿瘤细胞（－）。

诊断：非霍奇金淋巴瘤，原发性纵隔（胸腺）弥漫大 B 细胞淋巴瘤，侵袭性。

鉴别诊断：

（1）系统性淋巴瘤累及纵隔。

（2）淋巴母细胞性淋巴瘤。

（3）边缘区淋巴瘤。

（4）兼有弥漫大 B 细胞淋巴瘤和经典型霍奇金淋巴瘤特征的不能分类的 B 细胞淋巴瘤（灰区淋巴瘤）。

（5）胸腺瘤。

（病例提供者：北京大学肿瘤医院 赖玉梅 时云飞）

病例 41 伯基特淋巴瘤

病史摘要

男性，2 岁。

主诉：发现左侧腋下包块半个月。

现病史：左侧腋下包块大小约 5.0cm×4.0cm，包块质较硬，边界欠清，活动度欠佳，无压痛。肝肋下 3cm，脾肋下 5cm。CT 平扫＋增强显示左侧腋下软组织肿块，双侧颈部、肺门、腋下、腹主动脉旁、肠系膜根部、盆腔左侧广泛淋巴结肿大，部分融合成团，双肾受累，考虑淋巴瘤可能。

病理表现

病理表现见图 41-1 ～图 41-6。

图 41-1 伯基特淋巴瘤。肿瘤细胞弥漫性浸润，瘤细胞呈黏附性排列，其间散在分布着吞噬核碎片的巨噬细胞，形成"星空"现象（低倍）

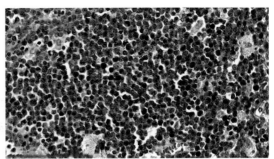

图 41-2 伯基特淋巴瘤。肿瘤细胞中等大小、形态较一致，细胞核为圆形，可见 1～2 个小的嗜碱性核仁，核分裂象多见（高倍）

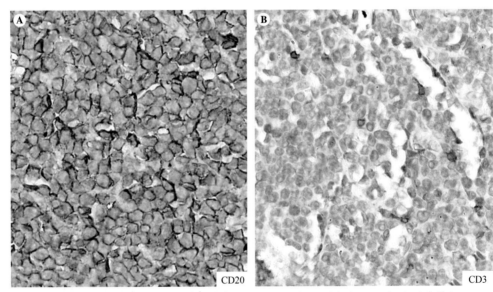

图 41-3 伯基特淋巴瘤。肿瘤细胞表达 CD20（A），不表达 CD3（B）（高倍）

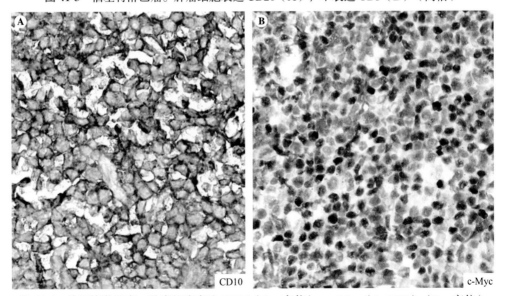

图 41-4 伯基特淋巴瘤。肿瘤细胞表达 CD10（A，高倍）、c-Myc（＞90%）（B，高倍）

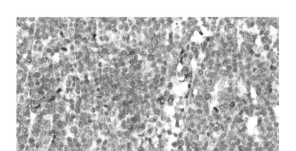

图 41-5 伯基特淋巴瘤。肿瘤细胞弱表达 CD30（＜ 5%）（高倍）

抗体：中杉金桥；克隆号：JCM182；检测平台：Leica

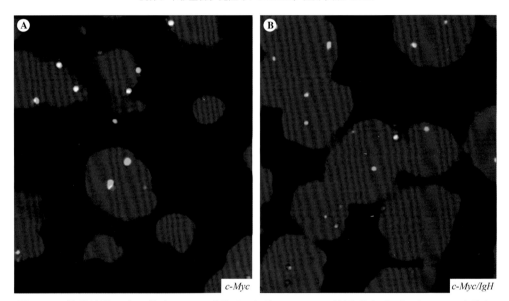

图 41-6 伯基特淋巴瘤。检出 *c-Myc* 重排（A）及 *c-Myc/IgH* 基因融合（B）（FISH，高倍）

病理诊断

病变部位：左侧腋下包块。

样本类型：手术标本。

组织病理学：镜下见肿瘤细胞弥漫性浸润，瘤细胞呈黏附性排列，其间散在分布着吞噬核碎片的巨噬细胞，形成"星空"现象（图 41-1）。肿瘤细胞体积中等大小、形态较一致，核为圆形，可见 1 ～ 2 个小的嗜碱性核仁。核分裂象多见（图 41-2）。

免疫组化染色：肿瘤细胞表达 CD20、CD79a、CD10、Bcl-6、CD30（＜ 5%）、c-Myc（＞ 90%）、Ki-67（＞ 95%），不表达 CD3、MUM1、TdT、CD5 和 Bcl-2（图 41-3、图 41-4）。

EBER1/2-ISH：肿瘤细胞（－）。

基因重排检测（PCR＋基因扫描）：目标片段范围内查见 *IgH* 和 *IgK* 基因克隆性扩增峰。

FISH 检测：检出 *c-Myc* 基因重排；检出 *c-Myc/IgH* 基因融合；未检出 *Bcl-2* 基因重排；未检出 *Bcl-6* 基因重排（图 40-5）。

诊断：非霍奇金淋巴瘤，伯基特淋巴瘤，高侵袭性。

鉴别诊断：

（1）弥漫大 B 细胞淋巴瘤，非特指。

（2）EBV 阳性弥漫大 B 细胞淋巴瘤，非特指。

（3）高级别 B 细胞淋巴瘤伴 *Myc*、*Bcl-2* 和（或）*Bcl-6* 易位。

（4）高级别 B 细胞淋巴瘤，非特指。

（5）伯基特样淋巴瘤伴 11q 异常。

（病例提供者：四川大学华西医院　赵　莎）

病例 42　淋巴瘤样肉芽肿病（3 级）

病史摘要

男性，58 岁。

主诉：体检发现左肺占位 7 周入院。

现病史：患者 7 周前体检时发现左肺占位。CT 检查示左肺上叶舌下段团状软组织密度肿块影，呈分叶状，大小约 5.5cm×3.0cm，相应细支气管狭小、阻塞，病灶内见斑点状钙化影，邻近胸膜稍凹陷。增强后病灶实质部分强化明显，内见片状坏死改变。余肺胸膜下见数枚小结节影（图 42-1）。左腋窝淋巴结肿大。全身麻醉下行左肺肿瘤根治术。

巨检：距切缘 1cm 处见一肿块，大小约 7cm×4.5cm，切面灰白有坏死。

治疗与随访：手术确诊后，接受 R-CHOP 方案化疗，术后 1 年死于本疾病。

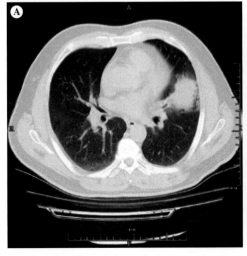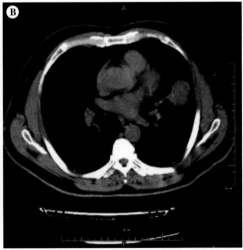

图 42-1　淋巴瘤样肉芽肿病（3 级）。CT 示左肺上叶舌下段团状软组织密度肿块影，呈分叶状，大小约
　　　　5.5cm×3.0cm（A）。增强后病灶实质部分强化明显，内见片状坏死改变（B）

病理表现

病理表现见图 42-2 ～图 42-6。

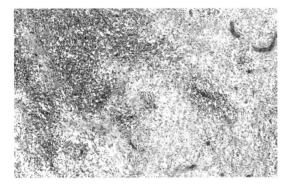

图 42-2 淋巴瘤样肉芽肿病（3 级）。肿瘤组织以血管为中心，可见凝固性坏死（低倍）

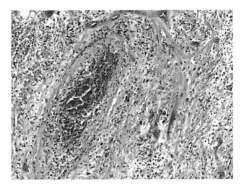

图 42-3 淋巴瘤样肉芽肿病（3 级）。肿瘤细胞核大异型，浸润血管中层及内膜（中倍）

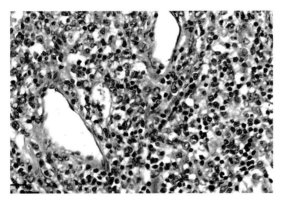

图 42-4 淋巴瘤样肉芽肿病（3 级）。富于肿瘤细胞区，淋巴细胞核大异型，核染色质粗，部分有核仁，核分裂象可见，背景散在小淋巴细胞（高倍）

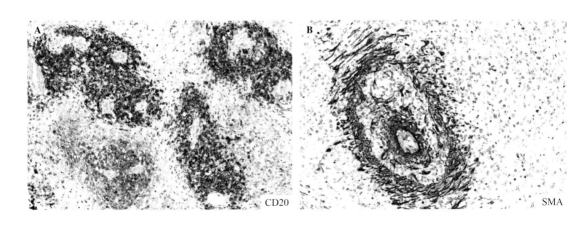

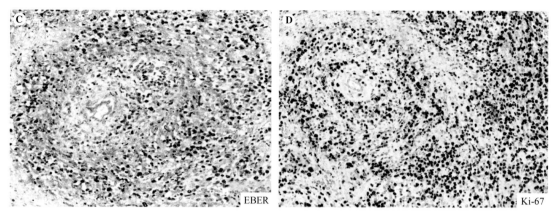

图 42-5　淋巴瘤样肉芽肿病（3 级）。肿瘤细胞表达 CD20（A）、EBER（＞50 个 /HPF，C）和 Ki-67（90%，D），SMA 示肿瘤细胞浸润血管壁（B）

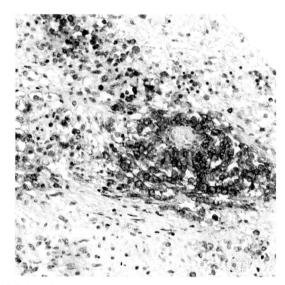

图 42-6　淋巴瘤样肉芽肿病（3 级）。肿瘤细胞表达 CD30 抗原（高倍），阳性率约 90%
抗体：中杉金桥；克隆号：JCM182；检测平台：Leica

病理诊断

病变部位：左肺上叶舌下段。

样本类型：左肺切除标本。

组织病理学：肿瘤组织凝固性坏死明显，血管中心性浸润，核大异型，免疫母细胞样淋巴细胞部分聚集成片，部分围绕血管生长，可见异型淋巴细胞浸润血管中层及内膜，胞质嗜碱性，背景有数量不等的小淋巴细胞（图 42-1 ～图 42-4）。

免疫组化染色：肿瘤细胞表达 CD20、CD79a、CD30，部分表达 CD56，Ki-67 阳性率约90%；瘤细胞不表达 CD2、CD3、CD4、CD5、CD8、CD10、CD21、Gran B、ALK、CK、EMA、TTF1 和 S-100。SMA 示血管平滑肌细胞阳性（图 42-5、图 42-6）。

EBER1/2-ISH：异型细胞核阳性（数量＞ 50 个 /HPF）。

诊断：非霍奇金淋巴瘤，淋巴瘤样肉芽肿（3 级）。

鉴别诊断：

（1）结外 NK/T 细胞淋巴瘤，鼻型。

（2）Wegener 肉芽肿。

（3）经典型霍奇金淋巴瘤。

（病例提供者：浙江大学医学院附属第一医院 王照明）

病例 43 浆母细胞性淋巴瘤

病史摘要

男性，89 岁。

主诉：发现牙龈肿物及颈两侧多发性淋巴结肿大 1 月余。

现病史：患者 1 年前诊断为获得性免疫缺陷综合征。就诊时口腔内牙龈表面见一外生性肿物，颈两侧可扪及多枚肿大的淋巴结，较大者位于右侧 Ⅱ 区及右侧颌下，直径约 3.0cm，活动度尚可。左侧 Ⅴ 区可扪及直径约 1.5cm 的浅表淋巴结，数枚淋巴结均质地硬。

治疗与随访：患者年龄大，患有获得性免疫缺陷综合征，化疗方案副作用强，确诊后放弃治疗。

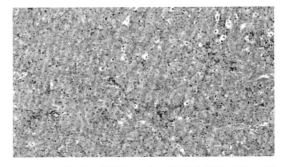

图 43-1 浆母细胞性淋巴瘤。肿瘤弥漫性生长，具有黏附性，见巨噬细胞吞噬产生的"星空"现象（中倍）

病理表现

病理表现见图 43-1 ～图 43-5。

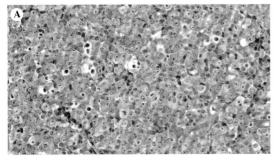
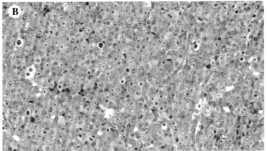

图 43-2 浆母细胞性淋巴瘤。肿瘤细胞体积大，形似免疫母细胞，可见明显的中位大核仁，伴浆样分化；多见核分裂象，细胞凋亡明显，巨噬细胞吞噬现象多见（高倍）

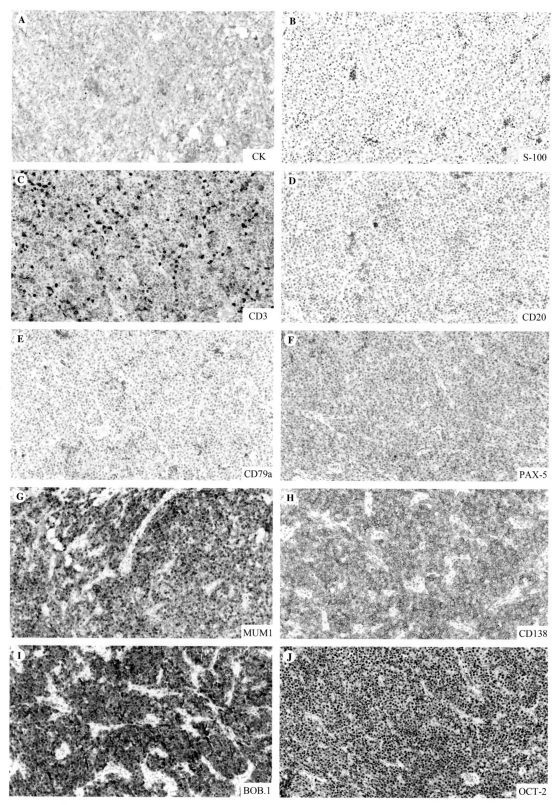

图 43-3　浆母细胞性淋巴瘤。肿瘤细胞表达 MUM1（G）、CD138（H）、BOB.1（I）和 OCT-2（J），不表达 CK（A）、S-100（B）、CD3（C）、CD20（D）、CD79a（E）和 PAX-5（F）（中倍）

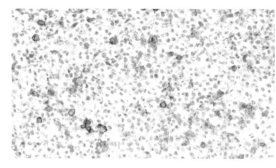

图 43-4 浆母细胞性淋巴瘤。肿瘤细胞表达 CD30 抗原（高倍），阳性率约 10%
抗体：Leica；克隆号：JCM182；检测平台：Leica

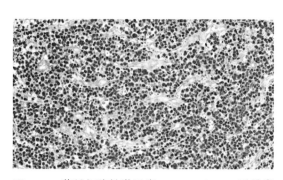

图 43-5 浆母细胞性淋巴瘤。EBER1/2-ISH 示肿瘤细胞阳性（中倍）

病理诊断

病变部位：牙龈。

样本类型：肿物切取活检。

组织病理学：肿瘤弥漫性生长，具有黏附性；肿瘤细胞体积大，类似免疫母细胞，可见明显的中位大核仁，伴浆样分化；核分裂象多见，细胞凋亡明显，巨噬细胞吞噬现象多见（图 43-1、图 43-2）。

免疫组化染色：肿瘤细胞表达 BOB.1、OCT-2、CD38、CD138、MUM1、c-Myc（90%）、CD30（约 10%，弱 – 中等阳性）、CD56、CD10 和 Ki-67（90%），不表达 CD20、CD79a、PAX-5、CD3、CD5、ALK、Bcl-2、Bcl-6、AE1/AE3、S-100 和 HMB45（图 43-3 ～图 43-5）。

EBER1/2-ISH：肿瘤细胞（＋）。

诊断：人类免疫缺陷病毒（HIV）相关淋巴瘤，浆母细胞性淋巴瘤，侵袭性。

鉴别诊断：

（1）鳞状细胞癌。

（2）恶性黑色素瘤。

（3）弥漫大 B 细胞淋巴瘤。

（4）浆细胞瘤。

（病例提供者：北京协和医院 卢朝辉 贾丛伟）

病例 44 浆母细胞性淋巴瘤（EBER 阴性）

病史摘要

女性，74 岁。

主诉：颈部肿痛半个月。

现病史：半个月前自觉颈部肿痛，至笔者医院门诊就诊。行浅表淋巴结超声检查，结果提示双侧颈部、锁骨上、腋窝、腹股沟区多发淋巴结肿大。行腹股沟淋巴结穿刺活检。PET/CT 提示双侧颌下、颈部、盆腔内及双侧腹股沟多发淋巴结肿大，代谢增高，考虑血液系统疾病。

治疗与随访：确诊后，接受 PCD 方案（硼替佐米＋环磷酰胺＋地塞米松）化疗 5 个疗程，复查 PET/CT 示 T_4、T_7、T_{10}、L_2 椎体和右侧髂骨翼多处骨质代谢异常增高（T_4 椎体代谢为著），其余原异常高代谢灶消失，符合淋巴瘤浸润。建议必要时行病理学检查，Deauville 评分 5 分。

病理表现

病理表现见图 44-1～图 44-5。

图 44-1　浆母细胞性淋巴瘤。淋巴结基本结构消失，肿瘤细胞弥漫性分布（低倍）

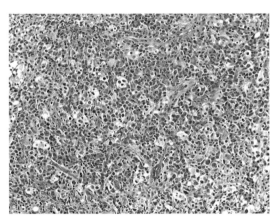

图 44-2　浆母细胞性淋巴瘤。肿瘤细胞以大细胞形态为主（中倍）

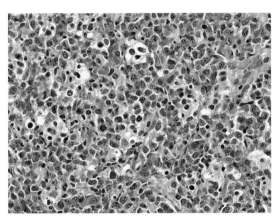

图 44-3　浆母细胞性淋巴瘤。肿瘤细胞染色质粗，部分细胞核偏位，易见核分裂象，胞质呈嗜碱性（高倍）

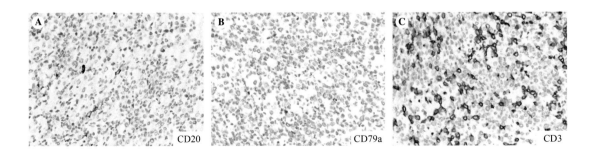

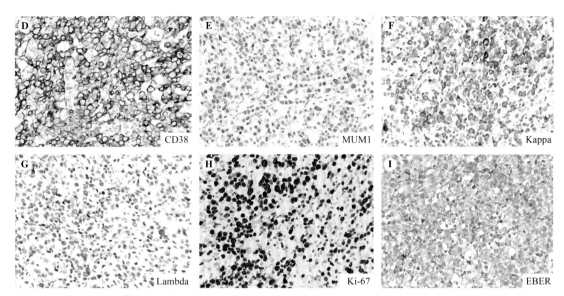

图 44-4 浆母细胞性淋巴瘤。肿瘤细胞不表达 CD20（A）、CD79a（B）和 CD3（C），表达 CD38（D）和 MUM1（E），Kappa 轻链限制性表达（F），Ki-67 高表达（H）；EBER1/2-ISH 示瘤细胞阴性（I）（高倍）

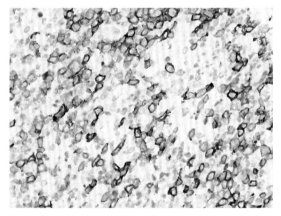

图 44-5 浆母细胞性淋巴瘤。肿瘤细胞表达 CD30 抗原（高倍），阳性率约 60%
抗体：Dako；克隆号：Ber-H2；检测平台：Leica

病理诊断

病变部位：右侧腹股沟淋巴结。

标本类型：淋巴结粗针穿刺活检。

组织病理学：淋巴结基本结构消失，增生异型细胞弥漫性分布，大部分细胞大于 2 倍正常小淋巴细胞，有较丰富的嗜碱性胞质，部分细胞核偏位，核分裂象易见（图 44-1 ～图 44-3）。

免疫组化染色：肿瘤细胞表达 CD38、MUM1、Kappa、CD30（60%）、Ki-67（＞90%），不表达 AE1/AE3、CD20、CD79a、Lambda、CD3、CD5、Bcl-2、Bcl-6、CD10、c-Myc、CD138、ALK 和 Cyclin D1（图 44-4、图 44-5）。

EBER1/2-ISH：肿瘤细胞（－）。

诊断：浆母细胞性淋巴瘤。

鉴别诊断：

（1）ALK 阳性大 B 细胞淋巴瘤。

（2）HHV-8（人类疱疹病毒 8 型）阳性弥漫大 B 细胞淋巴瘤。

（病例提供者：上海交通大学医学院附属瑞金医院　易红梅）

病例 45　原发性渗出性淋巴瘤（1）

病史摘要

男性，60 岁。

主诉：腹胀、便血 10 天。

现病史：既往有多囊肾、肾功能不全、高血压及糖尿病史，于 1999 年行肾移植。术后长期服用免疫抑制剂（环孢素、吗替麦考酚酯胶囊及醋酸泼尼松龙）。B 超及 CT 均提示双侧胸腔积液及大量腹腔积液，未发现其他病变。一般情况尚好。

治疗与随访：确诊后行 CHOP 方案化疗，4 个月后因多脏器衰竭而死亡。

病理表现

病理表现见图 45-1 ～图 45-5。

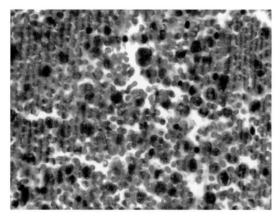 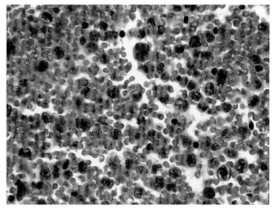

图 45-1　原发性渗出性淋巴瘤。胸腔积液细胞块中见一些大的异型细胞（高倍）

图 45-2　原发性渗出性淋巴瘤。异型大细胞具核多形性，核形不规则（高倍）

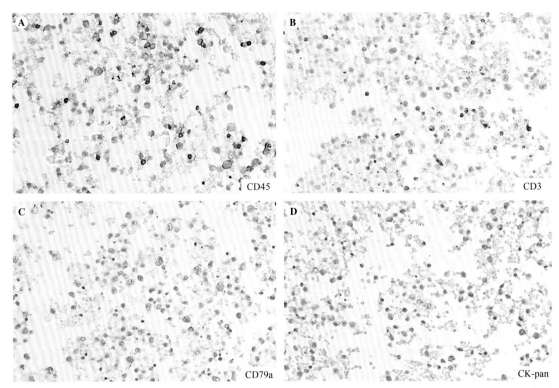

图 45-3 原发性渗出性淋巴瘤。肿瘤细胞表达 CD45（A），不表达 CD3（B）、CD79a（C）及 CK-pan（D）（高倍）

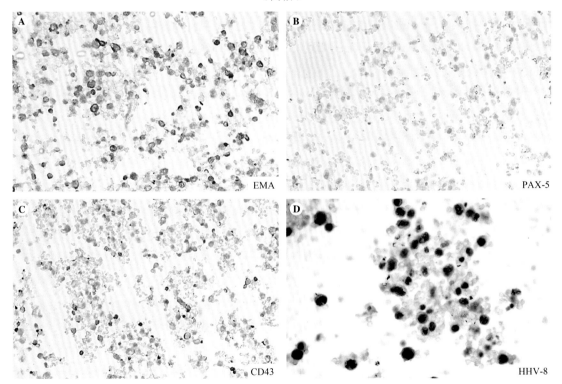

图 45-4 原发性渗出性淋巴瘤。肿瘤细胞表达 EMA（A），PAX-5 呈阴性反应（B），部分瘤细胞 CD43 膜阳性（C），HHV-8 弥漫核阳性（D）（高倍）

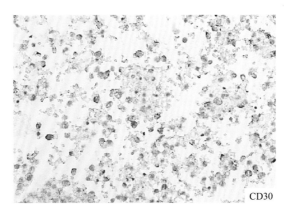

图 45-5　原发性渗出性淋巴瘤。肿瘤细胞表达 CD30 抗原（高倍），阳性率约 50%
抗体：Dako；克隆号：Ber-H2；检测平台：Leica

病理诊断

病变部位：胸部（胸腔积液）。

样本类型：胸腔积液细胞块。

组织病理学：镜下见散在分布的细胞，胞体大于正常成熟淋巴细胞，细胞大小不一，偶可见瘤巨细胞；细胞异型性明显，呈圆形或椭圆形，可见扭曲核，深嗜碱性，核仁明显，胞质少而呈嗜碱性，呈免疫母细胞样，或细胞核偏于细胞一侧，核仁明显，有一个或多个，呈浆母细胞样；核分裂象易见，且可见病理性核分裂象（图 45-1、图 45-2）。

免疫组化染色：肿瘤细胞表达 CD45、CD30、CD43、Vim、EMA、HHV-8（LANA-1），不表达 CD20、CD79a、PAX-5、CD3、CD15、CD45RO、MPO、ALK（图 45-3 ～图 45-5）。

EBER1/2-ISH：肿瘤细胞（－）。

基因重排检测（PCR＋基因扫描）：目标片段范围内查见 *IgH* 基因克隆性扩增峰。

FISH 检测：无。

诊断：原发性渗出性淋巴瘤。

鉴别诊断：

（1）出现胸腔积液的其他非霍奇金淋巴瘤。

（2）脓胸相关性淋巴瘤。

（3）伯基特淋巴瘤。

（4）浆母细胞性淋巴瘤。

（5）浆母细胞性浆细胞骨髓瘤。

（6）间变性大细胞淋巴瘤。

（7）ALK 阳性大 B 细胞淋巴瘤。

（8）多中心巨大淋巴结增生症相关的大 B 细胞淋巴瘤。

（9）移植受体发生的原发性胸腔积液。

（病例提供者：复旦大学附属中山医院　侯英勇）

病例 46　原发性渗出性淋巴瘤（2）

病史摘要

男性，85 岁。

主诉：咳嗽咳痰 1 周余，胸闷气闭 1 天。

现病史：患者 1 周前出现咳嗽咳痰，咳嗽次数少，为白色黏液痰，不易咳出。1 天前无明显诱因下出现胸闷气闭、呼吸困难，心电监护示血氧饱和度下降，心率增快（150 ～ 160 次 / 分）。两肺呼吸音粗，可闻及干啰音，心律绝对不齐。胸部 CT 平扫示两肺少许斑片状密度增高影，密度不均，两侧胸腔可见积液，邻近两肺下叶部分压迫不张，所见气管及支气管影通畅，纵隔及肺门未见肿大淋巴结，胸膜无增厚。患者无 HIV 感染、器官移植及长期使用激素病史。实验室检查：血氧分压 50mmHg，WBC $11.44×10^9$/L，中性粒细胞 86.9%，HGB 103g/L，血糖 19.58mmol/L。

治疗与随访：患者呼吸衰竭伴心力衰竭，既往有糖尿病、冠心病、心肌梗死及脑梗死病史，无法行化疗，病情迅速恶化而死亡。

病理表现

病理表现见图 46-1 ～图 46-5。

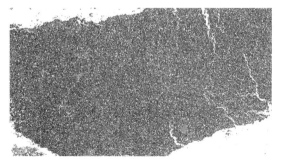

图 46-1　原发性渗出性淋巴瘤。细胞沉渣显示有显著核仁的异型细胞弥漫成片（低倍）

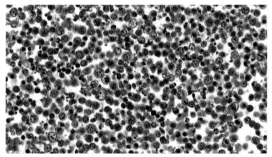

图 46-2　原发性渗出性淋巴瘤。肿瘤细胞呈多形性，从圆形或卵圆形核的大细胞到具有不规则核和丰富胞质的非常大的细胞。核大，核仁显著，胞质丰富呈嗜碱性或双色性。可见核分裂象（高倍）

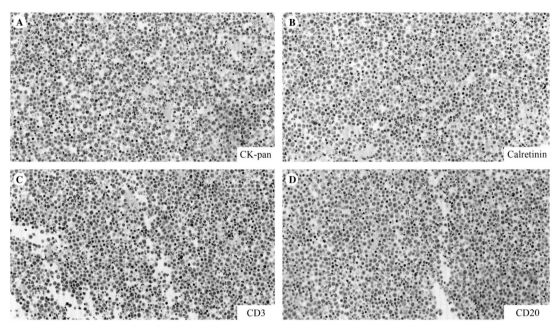

图 **46-3**   原发性渗出性淋巴瘤。肿瘤细胞不表达 CK-pan（A）、Calretinin（B）、CD3（C）和 CD20（D）
（中倍）

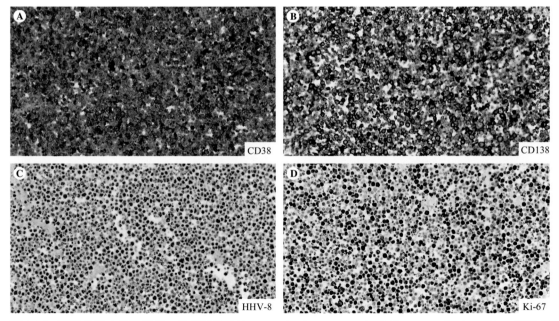

图 **46-4**   原发性渗出性淋巴瘤。肿瘤细胞表达 CD38（A）、CD138（B）和 HHV-8（C），Ki-67 阳性率
约 90%（D）（中倍）

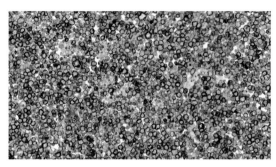

图 46-5 原发性渗出性淋巴瘤。肿瘤细胞表达 CD30 抗原（高倍），阳性率约 100%

抗体：中杉金桥；克隆号：JCM182；检测平台：Leica

病理诊断

病变部位：胸腔。

样本类型：胸腔积液细胞沉渣。

组织病理学：肿瘤细胞呈多形性，细胞大小差异大，从圆形或卵圆形核的大细胞到具有不规则核和丰富胞质的非常大的细胞，其形态既可表现为免疫母细胞或浆母细胞，也可表现为间变形态。核大而圆或不规则，核仁显著，胞质丰富呈嗜碱性或双色性，偶有空泡。可见核分裂象（图 46-1、图 46-2）。

免疫组化染色：瘤细胞表达 CD45、MUM1、CD38、CD138、EMA 及 HHV-8，Ki-67阳性率约 90%，CD30 呈弥漫性强阳性表达；肿瘤细胞不表达 CK-pan、S-100、ALK、Calretinin、TdT、CD2、CD3、CD4、CD5、CD7、CD8、CD10、CD19、CD20、CD23、CD56、CD68、CD79a、PAX-5、Gran B、Bcl-2、Bcl-6、OCT-2 及 BOB.1。Kappa 轻链及 Lambda 轻链呈限制性表达（图 46-3～图 46-5）。

EBER1/2-ISH：肿瘤细胞（－）。

诊断：原发性渗出性淋巴瘤。

鉴别诊断：

（1）伯基特淋巴瘤。

（2）浆母细胞性淋巴瘤。

（3）间变性大细胞淋巴瘤。

（4）弥漫大 B 细胞淋巴瘤。

（5）脓胸相关性淋巴瘤。

（6）移植受体发生的原发性胸腔积液。

（7）恶性胸膜间皮瘤。

（8）转移性癌。

（病例提供者：浙江大学医学院附属第一医院　王照明　程　飞）

病例 47　EBV 阳性弥漫大 B 细胞淋巴瘤，非特指

病史摘要

男性，25 岁。

主诉：发现腋窝及腹股沟肿块 6 月余。

现病史：6 个月前，患者无意扪及腋窝及腹股沟处多个肿块，如黄豆大小，无红肿、疼痛，无畏寒、发热、潮热、盗汗，无咳嗽、咳痰、咯血、胸痛，无乏力、消瘦、心慌、心悸等症状。后肿物逐渐增大，如蚕豆大小。全身浅表淋巴结超声：颏下、颈部气管前、胸骨上窝、双颈、双颈外侧区、双锁骨上、右锁骨下、双颌下、双腋窝、双腹股沟、右大腿根部淋巴结肿大。MRI 示各腰椎及胸椎和骶椎多发异常信号，其中骶 2 椎体病变向骶管内突出。实验室检查：（全血细胞计数）RBC 3.35×10^{12}/L，WBC 3.98×10^9/L，中性粒细胞 73.01%，淋巴细胞 16.62% ↓（20% ～ 50%）。β_2- 微球蛋白（β_2-MG）3.70mg/L ↑（1.00 ～ 3.00mg/L），LDH 354.00U/L ↑（120.00 ～ 250.00U/L）；EBV 阴性 DNA 2.39×10^3copies/ml ↑（$< 5.00 \times 10^2$copies/ml）。

治疗与随访：诊断为 EBV 阳性弥漫大 B 细胞淋巴瘤，Ⅳ B 期（骨、中枢）aaIPI（年龄校正的国际预后指数）高危，行 R-CHOP+MTX 方案联合化疗 1 个疗程，化疗后予以亚叶酸钙解毒，化疗期间出现Ⅳ度骨髓抑制，予以输血、重组人粒细胞集落刺激因子骨髓支持治疗。出院后拒绝继续化疗，2 个多月后死亡。

病理表现

病理表现见图 47-1 ～图 47-5。

图 47-1　EBV 阳性弥漫大 B 细胞淋巴瘤，非特指。淋巴结结构被破坏，见异型淋巴样细胞弥漫性浸润，部分区域坏死（低倍）

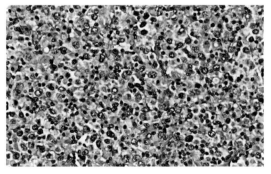

图 47-2　EBV 阳性弥漫大 B 细胞淋巴瘤，非特指。肿瘤细胞体积大，核圆形、椭圆形或略不规则，核仁可见（高倍）

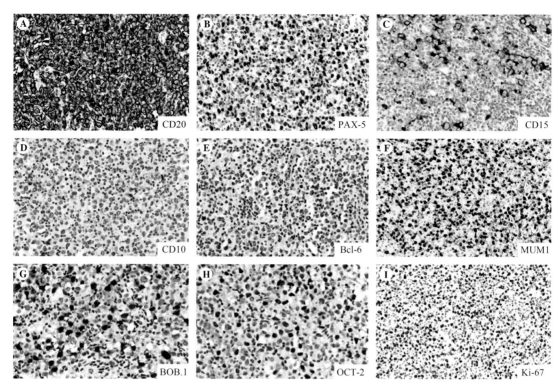

图 47-3　EBV 阳性弥漫大 B 细胞淋巴瘤，非特指。肿瘤细胞表达 CD20（A）、PAX-5（B）、CD15（C）、MUM1（F）、BOB.1（G）、OCT-2（H），高表达 Ki-67（I），不表达 CD10（D）和 Bcl-6（E）（高倍）

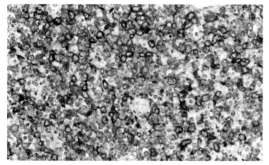

图 47-4　EBV 阳性弥漫大 B 细胞淋巴瘤，非特指。肿瘤细胞表达 CD30 抗原（高倍），阳性率约 85%

抗体：迈新生物；克隆号：Ber-H2（鼠抗人），即用型；检测平台：Roche Ventana

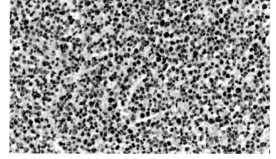

图 47-5　EBV 阳性弥漫大 B 细胞淋巴瘤，非特指。肿瘤细胞 EBER 阳性（高倍）

病理诊断

病变部位：右侧腋窝。

样本类型：淋巴结切除活检。

组织病理学：淋巴结被膜不厚，正常结构被破坏，见异型淋巴样细胞弥漫性浸润。肿瘤细胞偏大，胞质丰富，核圆形或卵圆形，可见双核，核形部分不规则，呈多形性特征，核染色质粗糙，可见核仁，部分细胞核仁显著，嗜酸性。易见核分裂象，局灶见凋亡、坏死（图 47-1、图 47-2）。

免疫组化染色：肿瘤细胞表达 CD20、PAX-5、MUM1、BOB.1、OCT-2、Bcl-2（40%）、P53（散在异质性表达）、CD30（85%）、CD15（少数＋）、Ki-67（80%），不表达 CD10、Bcl-6、EMA、ALK、CD3、CD5、CD21（未显示 FDC 网）、Cyclin D1 和 c-Myc（图 47-3、图 47-4）。

EBER1/2-ISH：肿瘤细胞（＋）（图 47-5）。

诊断：EBV 阳性弥漫大 B 细胞淋巴瘤，非特指，Non-GCB 型。

鉴别诊断：

（1）弥漫大 B 细胞淋巴瘤，非特指。

（2）经典型霍奇金淋巴瘤。

（病例提供者：重庆大学附属肿瘤医院　李　昱）

病例 48　EBV 阳性弥漫大 B 细胞淋巴瘤（窦性浸润）

病史摘要

女性，73 岁。

主诉：发热及颈部淋巴结肿大 1 个月。

现病史：因"发热及颈部淋巴结肿大 1 个月"入院，增强 CT 示全身多发淋巴结肿大，颈部淋巴结切取活检。

治疗与随访：回当地治疗（不详），1 个月后患者死亡。

病理表现

病理表现见图 48-1 ～图 48-6。

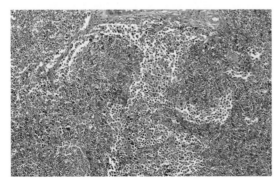

图 48-1　EBV 阳性弥漫大 B 细胞淋巴瘤（窦性浸润）。淋巴结结构可辨，窦扩张，其中充满大的异型淋巴细胞（中倍）

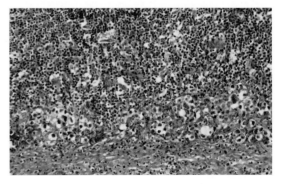

图 48-2　EBV 阳性弥漫大 B 细胞淋巴瘤（窦性浸润）。被膜下窦内见大的异型细胞黏附性排列（中倍）

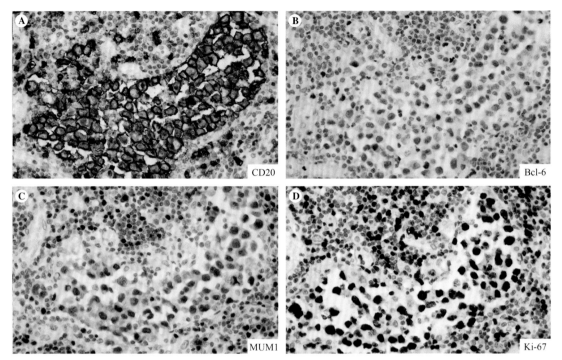

图 48-3 EBV 阳性弥漫大 B 细胞淋巴瘤（窦性浸润）。肿瘤细胞表达 CD20（A）、Bcl-6（B）、MUM1（C），
Ki-67（D）示高增殖活性（高倍）

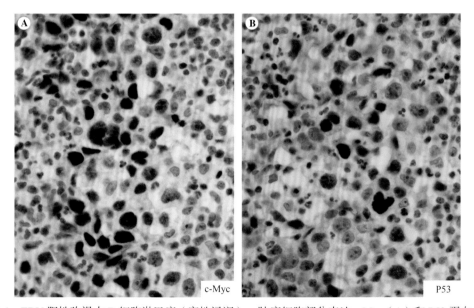

图 48-4 EBV 阳性弥漫大 B 细胞淋巴瘤（窦性浸润）。肿瘤细胞部分表达 c-Myc（A）和 P53 蛋白（B）
（高倍）

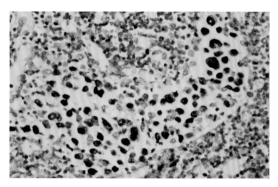

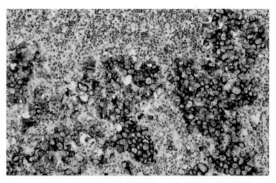

图 48-5　EBV 阳性弥漫大 B 细胞淋巴瘤（窦性浸润）。EBER1/2-ISH 示肿瘤细胞阳性（高倍）

图 48-6　EBV 阳性弥漫大 B 细胞淋巴瘤（窦性浸润）。肿瘤细胞表达 CD30 抗原（高倍），阳性率约 90%
抗体：迈新生物；克隆号：Ber-H2；检测平台：Roche Ventana

病理诊断

病变部位：颈部。

样本类型：淋巴结切除活检。

组织病理学：中倍镜下，淋巴结结构大致保留，淋巴结髓窦和边缘窦内见大量异型淋巴样大细胞增生浸润，多呈中心母细胞样形态（图 48-1、图 48-2）。

免疫组化染色：肿瘤细胞表达 CD20、PAX-5、Bcl-6、MUM1、CD30（＞90%）、c-Myc、P53 和 Ki-67（＞75%），不表达 CD3、CD5、TIA-1、Bcl-2、CD10、ALK、CD15、CK-pan、S-100 和 HMB45（图 48-3、图 48-4、图 48-6）。

EBER1/2-ISH：肿瘤细胞（＋）（图 48-5）。

诊断：EBV 阳性弥漫大 B 细胞淋巴瘤（窦性浸润）。

鉴别诊断：

（1）淋巴结转移性癌。

（2）淋巴结转移性恶性黑色素瘤。

（3）间变性大细胞淋巴瘤。

（病例提供者：江苏省人民医院　王　震　张智弘）

病例 49　兼有 DLBCL 和 CHL 特征的不能分类的 B 细胞淋巴瘤

病史摘要

男性，64 岁。

主诉：颈部多发淋巴结肿大、融合成团 1 月余。

现病史：1 个多月前发现颈左侧多发性淋巴结肿大，直径 1～2cm，部分融合，质地硬，固定，有轻压痛。左侧腋窝也可扪及多个肿大淋巴结，直径 1 ～ 2cm，质硬，尚能推动，有轻压痛。患者有发热，最高体温 38.8℃。血常规：WBC 8.87×10⁹/L。颈胸部增强CT 示颈左侧、左侧腮腺区、左侧颌下、左侧锁骨上窝、左腋窝、纵隔、双肺门多发肿大、融合淋巴结。患者一般状况好。

治疗与随访：确诊后患者未在笔者医院进行治疗，失访。

病理表现

病理表现见图 49-1 ～图 49-3。

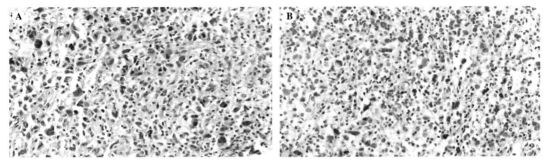

图 49-1 兼有 DLBCL 和 CHL 特征的不能分类的 B 细胞淋巴瘤。肿瘤细胞体积大，异型性明显，可见异常核分裂象，部分肿瘤细胞呈霍奇金样细胞特征，背景见散在的小淋巴细胞（高倍）

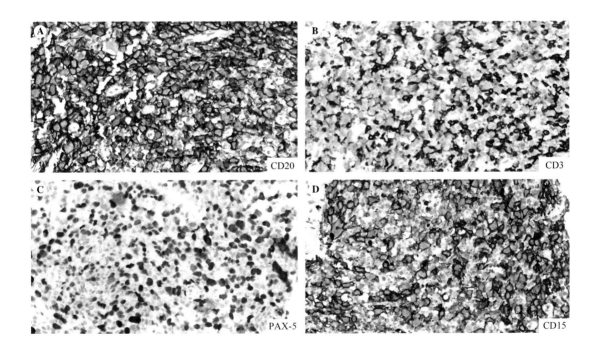

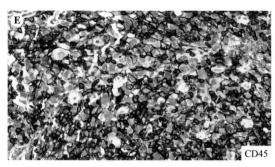 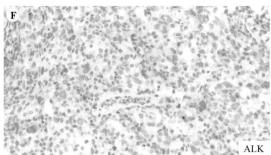

图 49-2 兼有 DLBCL 和 CHL 特征的不能分类的 B 细胞淋巴瘤。肿瘤细胞表达 CD20（A）、PAX-5（C）、
CD15（D）、CD45（E），不表达 CD3（B）和 ALK（F）（高倍）

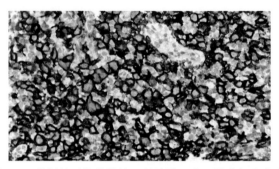

图 49-3 兼有 DLBCL 和 CHL 特征的不能分类的 B 细胞淋巴瘤。肿瘤细胞表达 CD30 抗原（高倍），
阳性率约 90%

抗体：Leica；克隆号：JCM182；检测平台：Leica

病理诊断

病变部位：颈左侧。

样本类型：超声引导下淋巴结穿刺活检。

组织病理学：大量增生的淋巴细胞，肿瘤细胞体积大，异型性明显，可见异常核分裂象，部分肿瘤细胞呈霍奇金样细胞特征，偶可见 R-S 样双核细胞，背景中见散在的小淋巴细胞（图 49-1）。

免疫组化染色：肿瘤细胞（霍奇金样细胞及大体积的细胞）表达 CD20、CD15、CD30（＞90% 的细胞强阳性表达）、PAX-5、CD45 和 Ki-67（90%），不表达 CD3、CD4、CD5 和 ALK（图 49-2、图 49-3）。

EBER1/2-ISH：肿瘤细胞（－）。

诊断：兼有 DLBCL 和 CHL 特征的不能分类的 B 细胞淋巴瘤。

鉴别诊断：

（1）转移性癌。

（2）弥漫大 B 细胞淋巴瘤。

（3）经典型霍奇金淋巴瘤。

（4）结节性淋巴细胞为主型霍奇金淋巴瘤。

（病例提供者：北京协和医院　卢朝辉　贾丛伟）

病例 50 高级别 B 细胞淋巴瘤伴 *Myc* 和 *Bcl-6* 重排

病史摘要

女性，81 岁。

主诉：左侧颈部淋巴结肿大 3 月余。

现病史：患者 3 个多月前无明显诱因发现左侧颈部淋巴结肿大，约黄豆大小。近 1 个月肿大明显，直径 1 ～ 2cm。患者自淋巴结肿大以来体重无明显变化，不伴有发热，身体其他部位均未见病变。一般情况尚好。

治疗与随访：确诊后，接受化疗（具体方案不详）。病变部分缓解。患者已死亡，生存时间 9 个月。

病理表现

病理表现见图 50-1 ～图 50-6。

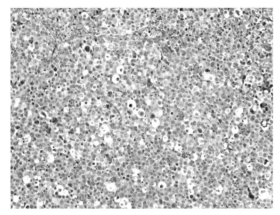

图 50-1 高级别 B 细胞淋巴瘤伴 *Myc* 和 *Bcl-6* 重排。肿瘤细胞弥漫性分布（中倍）

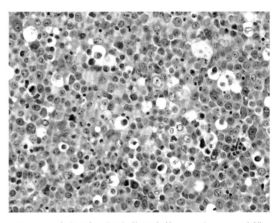

图 50-2 高级别 B 细胞淋巴瘤伴 *Myc* 和 *Bcl-6* 重排。肿瘤细胞体积中等至大，核圆形，核染色质疏松，可见一至数个小核仁，易见核分裂象（高倍）

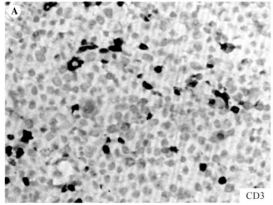

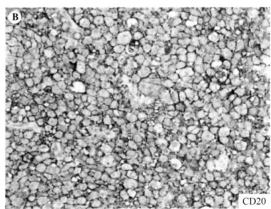

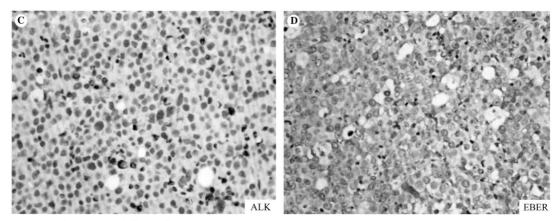

图 50-3　高级别 B 细胞淋巴瘤伴 *Myc* 和 *Bcl-6* 重排。肿瘤细胞表达 CD20（B），不表达 CD3（A）、ALK（C）和 EBER（D）（高倍）

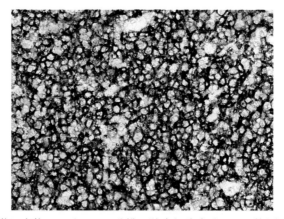

图 50-4　高级别 B 细胞淋巴瘤伴 *Myc* 和 *Bcl-6* 重排。肿瘤细胞表达 CD30 抗原（高倍），阳性率约 90%
抗体：GeneTech；克隆号：Ber-H2；检测平台：Leica

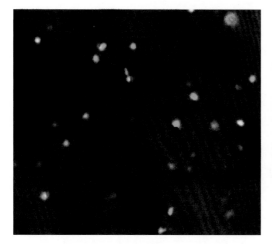

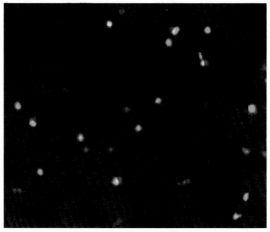

图 50-5　高级别 B 细胞淋巴瘤伴 *Myc* 和 *Bcl-6* 重排。*Myc* 分离探针 FISH 检测到一红一绿分离信号，示 *Myc* 基因异位（油镜）

图 50-6　高级别 B 细胞淋巴瘤伴 *Myc* 和 *Bcl-6* 重排。*Bcl-6* 分离探针 FISH 检测到一红一绿分离信号，示 *Bcl-6* 基因异位（油镜）

病理诊断

病变部位：颈左侧。

样本类型：淋巴结切除活检。

组织病理学：肿瘤细胞弥漫性分布，体积中等至大，核圆形，核染色质疏松，可见一至数个小核仁，胞质适量，核分裂象易见（图 50-1、图 50-2）。

免疫组化染色：肿瘤细胞表达 CD45、CD20、CD19、CD22、Bcl-6、MUM1、CD30、Ki-67（约 80%），不表达 CK、EMA、SALL4、CD10、Cyclin D1、ALK、CD3、CD5、CD21 与 CD23（未见 FDC 网架）（图 50-3、图 50-4）。

EBER1/2-ISH：肿瘤细胞（－）。

FISH 检测：*Mcy*（8；q24）染色体易位阳性。*Bcl-6* 基因易位阳性。*IgH/BCL2* t（14；18）（q32；q21）染色体易位阴性（图 50-5、图 50-6）。

诊断：高级别 B 细胞淋巴瘤伴 *Myc* 与 *Bcl-6* 重排。

鉴别诊断：

（1）弥漫大 B 细胞淋巴瘤，非特指。

（2）高级别 B 细胞淋巴瘤，非特指。

（病例提供者：中山大学肿瘤防治中心　张继君　饶慧兰）

病例 51　慢性淋巴细胞白血病／小淋巴细胞性淋巴瘤

病史摘要

男性，70 岁。

主诉：发现全身多处淋巴结肿大 1 月余，突发晕厥 1 天。

现病史：入院前 1 个多月，患者无意中发现双侧腹股沟区、双侧腋窝多发包块，自诉约"蚕豆"大小，可活动，界清，无压痛，无畏寒、发热、恶心、呕吐，无活动受限，未予以重视。之后患者发现部分包块增大，表面皮肤无红肿热痛。入院前 1 天，患者无明显诱因突然出现短暂黑矇、晕厥，后自行清醒，醒后无头晕、头痛等。彩超：颈两侧、双侧腹股沟区淋巴结肿大，结构异常。行颈淋巴结切除活检。

既往史：曾经骨髓检查确诊"慢性淋巴细胞白血病"，具体时间不详。

治疗与随访：确诊为慢性淋巴细胞白血病后一直在当地医院治疗，具体治疗情况不详。

病理表现

病理表现见图 51-1～图 51-5。

图 51-1 慢性淋巴细胞白血病 / 小淋巴细胞性淋巴瘤。淋巴结结构被破坏，呈模糊结节构象（增殖中心，低倍）

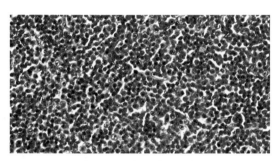

图 51-2 慢性淋巴细胞白血病 / 小淋巴细胞性淋巴瘤。增殖中心内见中等偏大或大的形态较一致的淋巴细胞密集分布（中倍）

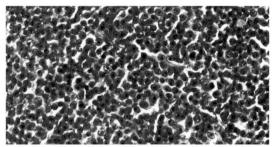

图 51-3 慢性淋巴细胞白血病 / 小淋巴细胞性淋巴瘤。增殖中心内淋巴细胞的核为圆形，多数细胞可见一中位嗜碱性核仁（高倍）

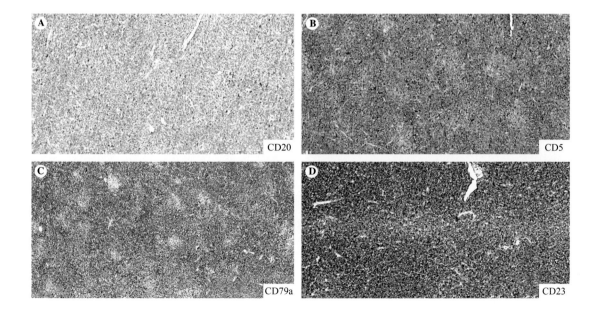

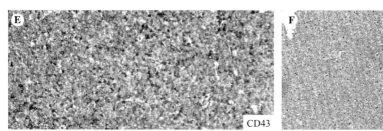
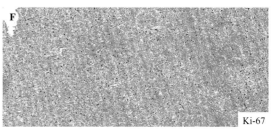

图 51-4 慢性淋巴细胞白血病 / 小淋巴细胞性淋巴瘤。肿瘤细胞表达 CD20（弱）（A）、CD5（B）、CD79a（C）、CD23（D）和 CD43（E），部分表达 Ki-67（F）（中倍）

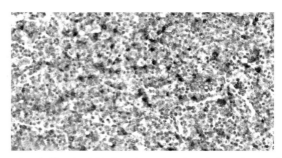

图 51-5 慢性淋巴细胞白血病 / 小淋巴细胞性淋巴瘤。增殖中心内的肿瘤细胞表达 CD30 抗原（高倍），阳性率约 60%
抗体：中杉金桥；克隆号：JCM182；检测平台：Leica

病理诊断

病变部位：颈左侧。

样本类型：淋巴结切除活检。

组织病理学：低倍镜下，淋巴结结构被破坏，为肿瘤组织所取代，见一些淡染的模糊结节（图 51-1），即增殖中心（proliferation center，PC）。高倍镜下，增殖中心内见形态较一致的中等偏大的瘤细胞密集分布，细胞核为圆形，核膜厚，见 1 ～ 2 个较大的嗜碱性核仁。核分裂计数为平均每个增殖中心 1 个（图 51-2、图 51-3）。结节间见形态一致的小淋巴细胞密集分布。

免疫组化染色：肿瘤细胞表达 CD20、CD79a、CD5、CD23、CD43、Bcl-2、CD30（60%）、P53（部分）、Ki-67（增殖中心 5% ～ 30%），不表达 CD3、CD10、Cyclin D1、SOX11、Bcl-6 和 LEF-1（图 51-4、图 51-5）。

EBER1/2-ISH：肿瘤细胞（－）。

诊断：非霍奇金淋巴瘤，慢性淋巴细胞白血病 / 小淋巴细胞性淋巴瘤。

鉴别诊断：

（1）滤泡性淋巴瘤。

（2）边缘区淋巴瘤。

（3）套细胞淋巴瘤。

（4）淋巴组织反应性增生。

（病例提供者：四川大学华西医院 刘卫平）

病例 52　小淋巴细胞性淋巴瘤 / 慢性淋巴细胞白血病伴 H/R-S 细胞

病史摘要

女性，69 岁。

主诉：咽部不适感进行性加重半年余。

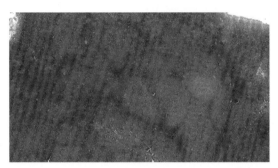

图 52-1　小淋巴细胞性淋巴瘤 / 慢性淋巴细胞白血病伴 H/R-S 细胞。淋巴结结构被破坏，肿瘤细胞呈模糊的结节状，可见明显的淡染区（增殖中心），部分区域融合（低倍）

现病史：患者于半年前自觉咽部不适，消炎对症处理后效果不佳。近 1 个月症状加重来笔者医院就诊。喉镜示左侧咽侧壁饱满肿胀隆起。B 超示颈左侧多发肿大淋巴结影，界清，最大者约 1.4cm×0.6cm。血常规未见明显异常。

治疗与随访：经血液病专科医院会诊后，未行进一步治疗，遵医嘱定期随访复查，目前体健。

病理表现

病理表现见图 52-1 ～图 52-6。

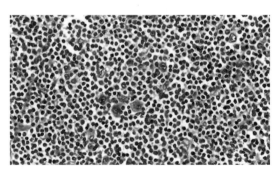

图 52-2　小淋巴细胞性淋巴瘤 / 慢性淋巴细胞白血病伴 H/R-S 细胞。主要见小 – 中等大小的淋巴细胞，还见少量大的异型细胞（霍奇金样细胞）散在分布（高倍）

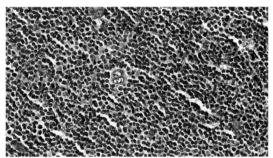

图 52-3　小淋巴细胞性淋巴瘤 / 慢性淋巴细胞白血病伴 H/R-S 细胞。在小淋巴细胞的背景上见一分叶核的大细胞（R-S 细胞，高倍）

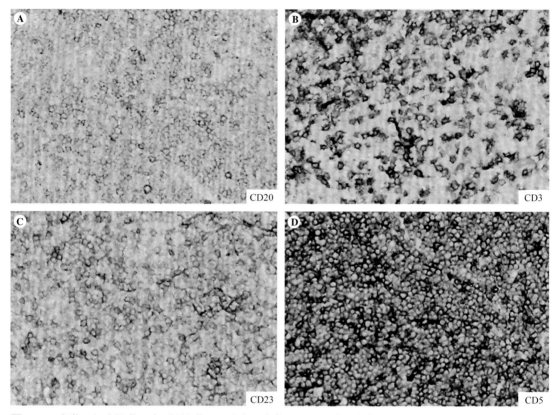

图 52-4　小淋巴细胞性淋巴瘤 / 慢性淋巴细胞白血病伴 H/R-S 细胞。肿瘤细胞表达 CD20（A）、CD23（C）、CD5（D），不表达 CD3（B）（高倍）

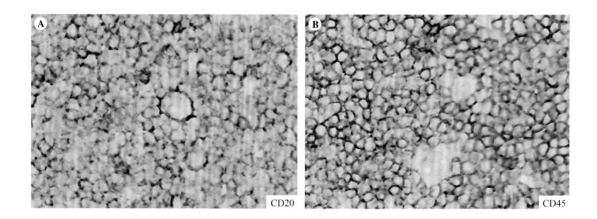

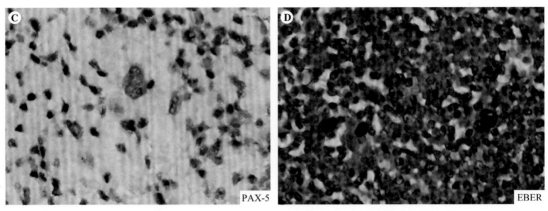

图 52-5 小淋巴细胞性淋巴瘤 / 慢性淋巴细胞白血病伴 H/R-S 细胞。H/R-S 细胞表达 CD20（A）、PAX-5（C）、
EBER（D），不表达 CD45（B）（高倍）

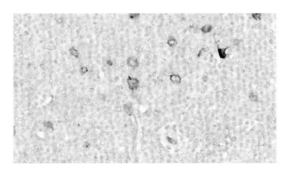

图 52-6 小淋巴细胞性淋巴瘤 / 慢性淋巴细胞白血病伴 H/R-S 细胞。H/R-S 细胞表达 CD30 抗原（高倍），
CD30 阳性细胞数约占视野中所有细胞的 5%

抗体：中杉金桥；克隆号：JCM182；检测平台：Roche Ventana

病理诊断

病变部位：左咽旁。

样本类型：淋巴结切除活检。

组织病理学：低倍镜下，淋巴结结构被破坏，淋巴窦消失，肿瘤细胞呈模糊的结节状，可见明显的淡染区（增殖中心），部分区域融合。高倍镜下，小 – 中等细胞胞质少，核圆形或稍不规则，核染色质浓聚，有些细胞可见小核仁；较大细胞散在分布，胞质较多，核大，核膜清晰，核仁明显，部分细胞呈 R-S 样（图 52-1 ～图 52-3）。

免疫组化染色：小 – 中等细胞表达 CD20、PAX-5、CD5、CD23、CD45，Ki-67 阳性率 20% ～ 30%，不表达 CD3、CD15、Cyclin D1、CD30；大细胞表达 CD20、PAX-5、CD30，Ki-67，不表达 CD3、CD5、CD23、CD45、CD15、Cyclin D1（图 51-4 ～图 51-6）。

EBER1/2-ISH：大细胞（H/R-S 细胞，＋）。

诊断：小淋巴细胞性淋巴瘤 / 慢性淋巴细胞白血病伴 H/R-S 细胞。

鉴别诊断：

（1）套细胞淋巴瘤。

（2）经典型霍奇金淋巴瘤。

（病例提供者：天津医科大学肿瘤医院 高亚男 翟琼莉）

病例 53 滤泡性淋巴瘤（3A）伴霍奇金样细胞

病史摘要

男性，65 岁。

主诉：心悸 5 个月，发现颈左侧淋巴结肿大 1 个月。

现病史：患者于 5 个月前无明显诱因出现间断心悸，无憋气、晕厥、胸痛等不适，未就诊。1 个月前，出现双上肢、双下肢和头颈部肿胀，伴剧烈活动时憋气、平卧困难，诊断为"房颤"，拟行手术。术前颈部超声检查发现颈两侧淋巴结肿大。心电图检查：心房颤动，极度心动过速。超声心动图：左心房增大，心包少量积液。PET/CT：颈左侧 4 区及 5 区、左侧锁骨上下、右肺门及后纵隔、腹膜后、肠系膜上多发代谢增高淋巴结；右心房、右心室及双侧心耳见多发代谢增高结节和肿物，第 2/3 组小肠壁明显增厚且代谢增高异常，考虑恶性病变，淋巴瘤可能。

治疗与随访：目前已行 4 次 BR 方案治疗。患者一般情况可，无不适主诉。查体生命体征平稳，心、肺、腹查体无特殊，双下肢不肿。

病理表现

病理表现见图 53-1 ～图 53-6。

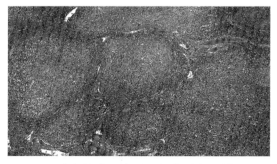

图 53-1 滤泡性淋巴瘤（3A）伴霍奇金样细胞。淋巴结结构被破坏，淋巴滤泡高度增生、拥挤，呈背靠背样（低倍）

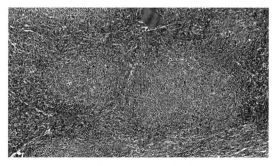

图 53-2 滤泡性淋巴瘤（3A）伴霍奇金样细胞。淋巴滤泡高度增生、拥挤，呈背靠背样，套区变薄或消失（中倍）

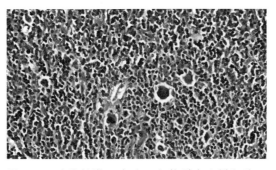

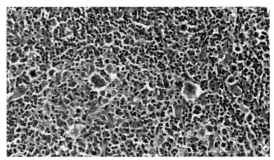

图 53-3　滤泡性淋巴瘤（3A）伴霍奇金样细胞。生发中心内以中心母细胞为主，可见少量中心细胞，生发中心及滤泡间区见散在霍奇金样细胞（高倍）

图 53-4　滤泡性淋巴瘤（3A）伴霍奇金样细胞。生发中心以中心母细胞为主，可见少量中心细胞，生发中心及滤泡间区见散在霍奇金样细胞（高倍）

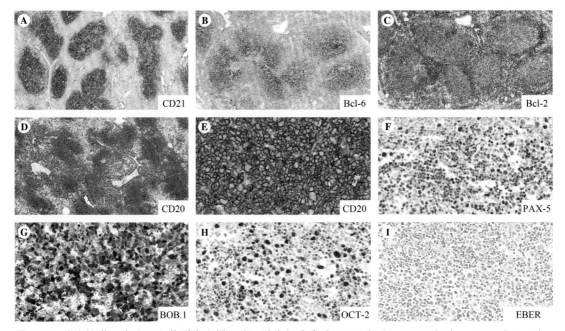

图 53-5　滤泡性淋巴瘤（3A）伴霍奇金样细胞。肿瘤细胞表达 Bcl-6（B）、Bcl-2（C）、CD20（D、E）、PAX-5（F）、BOB.1（G）和 OCT-2（H）；CD21 显示 FDC 网（A）；EBER1/2-ISH 示肿瘤细胞阴性（I）

A～D 低倍；E～H 高倍；I 中倍

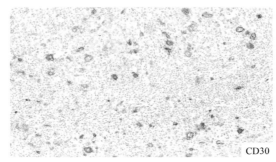

图 53-6　滤泡性淋巴瘤（3A）伴霍奇金样细胞。CD30 阳性细胞数约占所有细胞的 30%（中倍）

抗体：Leica；克隆号：JCM182；检测平台：Leica

病理诊断

病变部位：颈左侧。

样本类型：淋巴结切除活检。

组织病理学：淋巴结结构被破坏，淋巴滤泡高度增生、拥挤，呈背靠背样，套区变薄或消失，生发中心以中心母细胞为主，可见少量中心细胞，生发中心及滤泡间区见散在霍奇金样细胞（图 53-1～图 53-4）。

免疫组化染色：肿瘤细胞表达 Bcl-2、CD10、Bcl-6、CD20、PAX-5、BOB.1、OCT-2、CD30（霍奇金样细胞）和 MUM1（霍奇金样细胞）、CD21（可见 FDC 网）、Ki-67（50%）；不表达 CD3、CD15 和 CD45（图 53-5、图 53-6）。

EBER1/2-ISH：肿瘤细胞（-）。

诊断：滤泡性淋巴瘤（3A）伴霍奇金样细胞。

鉴别诊断：

（1）经典型霍奇金淋巴瘤。

（2）结节性淋巴细胞为主型霍奇金淋巴瘤。

（3）组合性淋巴瘤。

（病例提供者：北京协和医院 卢朝辉 贾丛伟）

病例 54 EBV 阳性滤泡性淋巴瘤（3A）伴霍奇金样细胞

病史摘要

女性，60 岁。

主诉：体检发现直肠肿物 3 个月。

现病史：患者 3 个月前体检行结肠镜检查，距肛门 15cm 处乙状结肠可见一亚蒂息肉，直径约 0.3cm，活检钳除（后病理诊断为管状腺瘤）；距肛门 8cm 处直肠可见两枚球形黏膜下隆起，直径为 2.5～3cm，其一表面见溃疡，性质待定，未予铲除。否认腹痛、腹泻、便血等。超声肠镜：直肠病变起源于黏膜下层，呈低回声改变，内部回声均匀，截面约 1cm×1cm、1cm×1.2cm。诊断：直肠黏膜下层多发低回声病变（NET？）。腹盆 CT 增强扫描：直肠癌可能性大（T4bN2Mx）。直肠动态增强 MR：直肠内富血供病变，考虑恶性肿瘤性病变伴周围多发肿大淋巴结（T3aN2Mx）可能，侧方淋巴结可疑阳性。至笔者医院消化内科行直肠肿物超声内镜＋直肠黏膜下肿物剥离术（ESD）。图 54-1 示肠壁肿物剖面。

治疗与随访：确诊后未予治疗，随访两年半后出现腰痛症状，复查 S_1～S_2 椎体骨质异常信号伴软组织肿块，腹膜后及骶椎前多发淋巴结肿大影，骶骨活检提示弥漫大 B 细胞淋巴瘤 [生发中心来源（GCB）]。PET/CT：自 T_{12} 水平至直肠下段水平腹膜后腹主动脉旁、肠系膜根部、腹盆腔肠系膜上、肠道表面、盆壁内侧、双侧髂血管旁及腹股沟区多发代谢异常增高的结节及团块影，部分与直肠分界欠清，大小约 0.5cm×5.9cm，SUV_{max}=27.9；左侧骶骨及椎旁肌肉代谢增高，SUV_{max}=10.87，均考虑淋巴瘤累及病变；中央骨髓代谢弥漫性稍增高，SUV_{max}=3.6，考虑骨髓受累，开始 R-CHOP 方案化疗，随访时已行 2 个疗程化疗，无明显不适。

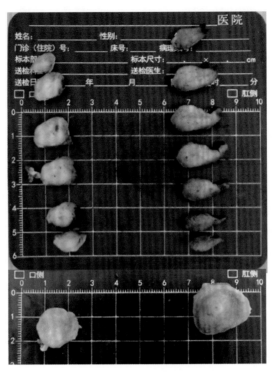

图 54-1　EBV 阳性滤泡性淋巴瘤（3A）伴霍奇金样细胞。示肠壁肿物剖面

病理表现

病理表现见图 54-2～图 54-7。

图 54-2　EBV 阳性滤泡性淋巴瘤（3A）伴霍奇金样细胞。淋巴滤泡增生、拥挤，呈背靠背样，套区变薄或消失（低倍）

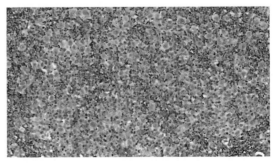

图 54-3　EBV 阳性滤泡性淋巴瘤（3A）伴霍奇金样细胞。滤泡内以中心母细胞为主，见少量中心细胞（中倍）

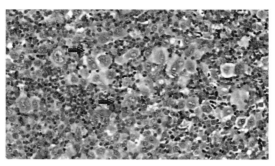

图 54-4 EBV 阳性滤泡性淋巴瘤（3A）伴霍奇金样细胞。滤泡内及滤泡间区见散在霍奇金样细胞，偶见 R-S 细胞（箭头所指，高倍）

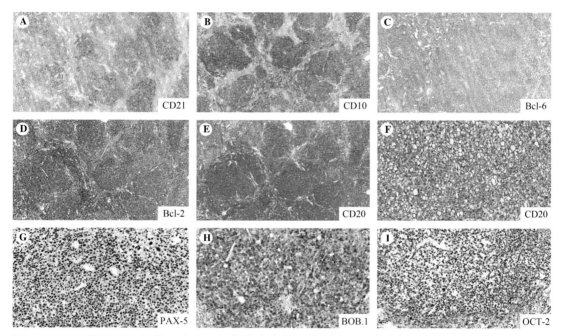

图 54-5 EBV 阳性滤泡性淋巴瘤（3A）伴霍奇金样细胞。肿瘤细胞表达 CD10（B）、Bcl-6（C）、Bcl-2（D）、CD20（E、F）、PAX-5（G）、BOB.1（H）和 OCT-2（I），CD21 染色示滤泡 FDC 网（A）
A～E 低倍；F～I 高倍

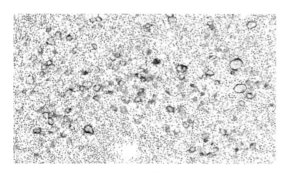

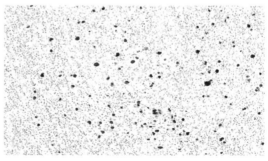

图 54-6 EBV 阳性滤泡性淋巴瘤（3A）伴霍奇金样细胞。霍奇金样细胞表达 CD30 抗原（高倍）

抗体：Leica；克隆号：JCM182；检测平台：Leica

图 54-7 EBV 阳性滤泡性淋巴瘤（3A）伴霍奇金样细胞。霍奇金样细胞 EBER 阳性（中倍）

病理诊断

病变部位：直肠。

样本类型：黏膜下肿物 ESD 标本。

组织病理学：直肠黏膜变薄，黏膜下层见淋巴组织高度增生，取代黏膜腺体，淋巴滤泡增生、拥挤，呈背靠背样，套区变薄或消失（图 54-2）。生发中心以中心母细胞为主，可见少量中心细胞，生发中心及滤泡间区见散在霍奇金样细胞，偶见双核 R-S 细胞（图 54-3、图 54-4）。

免疫组化染色：肿瘤细胞表达 CD10、Bcl-6、Bcl-2、CD20、PAX-5、BOB.1、OCT-2、CD30（霍奇金样细胞）、c-Myc（60%）、P53（突变型）、MUM1（霍奇金样细胞）、CD21（FDC）、Ki-67（50%）（图 54-5、54-6），不表达 CD3、CD4、CD5、CD15 和 EMA。

EBER1/2-ISH：霍奇金样细胞阳性（图 54-7）。

诊断：EBV 阳性滤泡性淋巴瘤（3A）伴霍奇金样细胞。

鉴别诊断：

（1）经典型霍奇金淋巴瘤。

（2）结节性淋巴细胞为主型霍奇金淋巴瘤。

（3）组合性淋巴瘤。

（病例提供者：北京协和医院　卢朝辉　贾丛伟）

病例 55　EBV 阳性滤泡性淋巴瘤（3A）

病史摘要

女性，43 岁。

主诉：发现左颈部、颌下淋巴结进行性肿大 20 余天。

现病史：患者 20 多天前无明显诱因出现颈左侧及颌下淋巴结进行性肿大，不伴 B 症状，颈左外侧区及右锁骨上扪及多枚肿大淋巴结，颈左侧及颌下多枚淋巴结肿大，直径 1.0～2.5cm，实性、质中，与周围组织分界欠清，活动度差，无压痛。无红肿及皮肤破溃。颈部彩超：颈左侧、左颌下、左锁骨上及颈部气管前淋巴结肿大，回声减低，门部变窄或消失，淋巴结内斑片状强回声。PET/CT：①双侧颈部 Ⅰ～Ⅴ 区、双侧锁骨区多发明显肿大淋巴结，考虑为淋巴瘤可能；②纵隔及双侧腋窝见代谢明显异常增高的肿大淋巴结，考虑为淋巴瘤累及；③腹膜后、双侧髂血管旁及双侧腹股沟多发代谢异常增高的肿大淋巴结，考虑为淋巴瘤累及。血常规：RBC $5.04×10^{12}$/L，Hb 145g/L，WBC $11.25×10^9$/L，淋巴细胞 13.20%（20%～50%），中性粒细胞 79.50%（40%～75%），PLT $274×10^9$/L。

治疗与随访：患者确诊后接受 R-CHOP 方案化疗 8 个疗程，并给予干扰素治疗。化疗后颈部肿大淋巴结基本消失，疼痛缓解。

病理表现

病理表现见图 55-1 ～图 55-5。

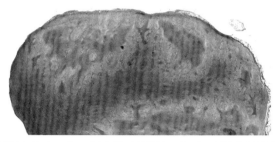

图 55-1　EBV 阳性滤泡性淋巴瘤（3A）。见多灶地图样坏死，坏死周边见淡染的弥漫区域，弥漫区域间见大小不等的粉染结节（低倍）

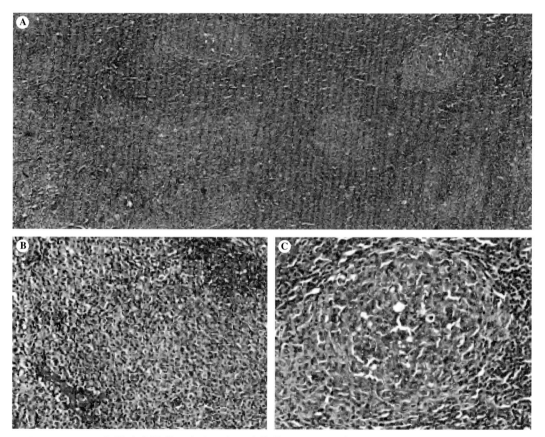

图 55-2　EBV 阳性滤泡性淋巴瘤（3A）。中倍镜下（A），病变由弥漫区和结节区混合组成；高倍镜下（B、C），弥漫区和结节区均见体积较大的中心母细胞，结节见少量中心细胞

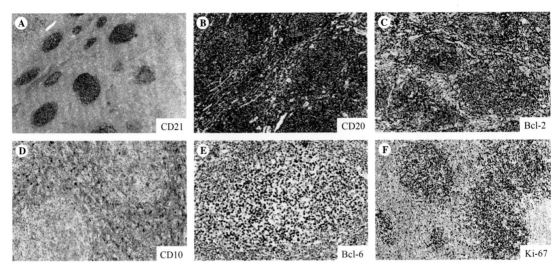

图 55-3　EBV 阳性滤泡性淋巴瘤（3A）。肿瘤细胞表达 CD21（A）、CD20（B）、Bcl-2（C）、CD10（D）、Bcl-6（E）、Ki-67（F）

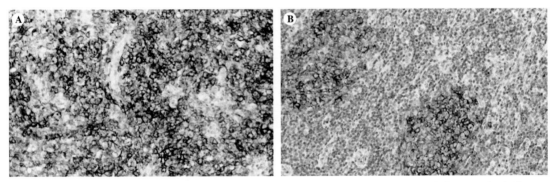

图 55-4　EBV 阳性滤泡性淋巴瘤（3A）。肿瘤细胞弥漫性强阳性表达 CD30 抗原（高倍），阳性率约 90%
抗体：迈新生物；克隆号：Ber-H2（鼠抗人）；Roche Ventana

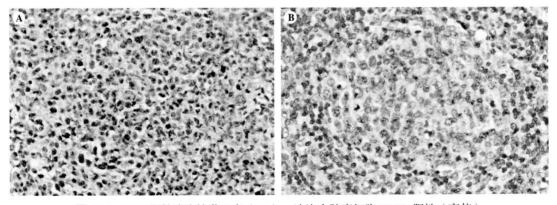

图 55-5　EBV 阳性滤泡性淋巴瘤（3A）。滤泡内肿瘤细胞 EBER 阳性（高倍）

病理诊断

病变部位：左颌下。

样本类型：淋巴结切除标本。

组织病理学：送检淋巴结结构被破坏，见多灶地图样坏死，坏死周围见异型淋巴样细胞弥漫性生长，异型细胞呈中心母细胞样，胞质中等量，部分胞质空亮，核呈圆形或卵圆形，部分核形不规则，可见核分裂象。坏死及弥漫性生长区域间可见淋巴组织呈多结节样，结节内未见可染小体巨噬细胞，无明暗分区现象，失去极性，结节内可见较多中心母细胞（> 15 个 /HPF），罕见中心细胞，部分结节内见粉染坏死，套区不完整（图 55-1、图 55-2）。

免疫组化染色：肿瘤细胞表达 CD20、PAX-5、CD10、Bcl-6、Bcl-2，不表达 CD5、MUM1、Cyclin D1、CD68、EMA、CK、S-100 和 CD1a；c-Myc（+，10%），P53（+，10%，异质性表达），CD21 和 CD23 染色示结节内 FDC 网（-），Ki-67（+，80%）（图 55-3、图 55-4）。

原位杂交：EBER（+，结节区及弥漫区均表达）（图 55-5）。

基因重排：检出 *IgH* 和 *IgK* 基因重排，未检出 *IgL* 基因重排。

诊断：EBV 阳性滤泡性淋巴瘤（3A）。

鉴别诊断：

（1）普通滤泡性淋巴瘤向 DLBCL 转化。

（2）经典型霍奇金淋巴瘤。

（病例提供者：重庆大学附属肿瘤医院 李 昱）

病例 56 套细胞淋巴瘤，母细胞变型

病史摘要

男性，76 岁。

主诉：发现右颈部肿块 3 月余。

现病史：患者于 3 个多月前无意中发现右颈前肿块，直径约 1cm，质韧，不随吞咽上下移动，未予以重视，近 3 个月来肿块稍有增大，无疼痛，无畏热、发热，无突眼，无呼吸困难，无心悸、胸闷，无声音嘶哑，无吞咽困难，行淋巴结穿刺。病理结果显示（右侧颈部淋巴结穿刺）镜下淋巴结结构消失，见大小一致的淋巴细胞弥漫性增生，淋巴瘤不能排除。患者为求进一步诊断，来笔者医院门诊就诊，以"右颈淋巴结肿大：淋巴瘤？"收住笔者科室。一般情况尚好。

治疗与随访：确诊后，于外院接受化疗（具体方案不详），4 个疗程后死亡。

病理表现

病理表现见图 56-1 ～图 56-4。

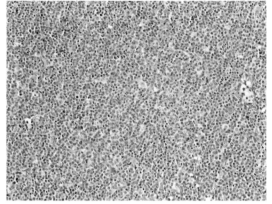

图 56-1　套细胞淋巴瘤，母细胞变型。肿瘤细胞由中等大小淋巴细胞组成，形态较单一（中倍）

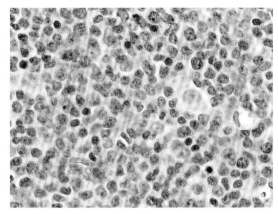

图 56-2　套细胞淋巴瘤，母细胞变型。肿瘤细胞核形不规则，部分似淋巴母细胞，核呈圆形，胞质稀少；核染色质精细、分散，可见核仁；可见组织细胞（高倍）

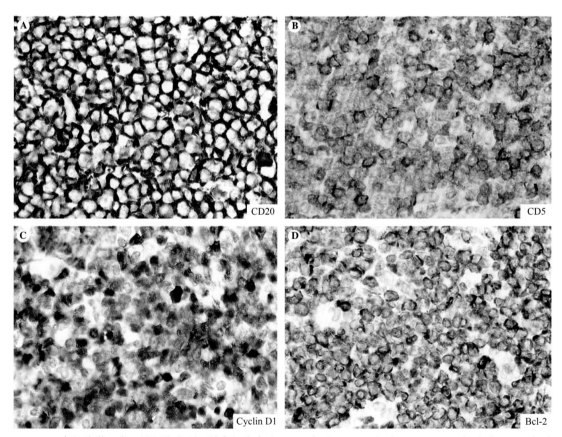

图 56-3　套细胞淋巴瘤，母细胞变型。肿瘤细胞表达 CD20（A）、CD5（B）、Cyclin D1（C）和 Bcl-2（D）（高倍）

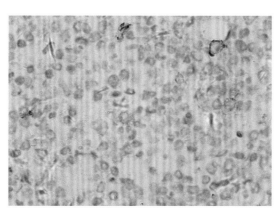

图 56-4 套细胞淋巴瘤，母细胞变型。个别肿瘤细胞表达 CD30 抗原（高倍），阳性率＜ 5%
抗体：Roche；克隆号：Ber-H2；检测平台：Dako

病理诊断

病变部位：颈右侧。

样本类型：淋巴结切除活检。

组织病理学：肿瘤细胞由中等大小淋巴细胞组成，形态较单一；肿瘤细胞似淋巴母细胞，核呈圆形，胞质稀少；核染色质精细、分散，可见核仁；核分裂象通常大于 2 ～ 3 个 / HPF；可见组织细胞，形成"星空"现象（图 56-1、图 56-2）。

免疫组化染色：肿瘤细胞表达 CD20、CD79a、CD5、Cyclin D1 和 Bcl-2，个别细胞表达 CD30（＜ 5%）、Ki-67（70%）；肿瘤细胞不表达 CD3、CD2、CD10、Bcl-6、MUM1、MPO、CD15、TdT 和 c-Myc（图 56-3、图 56-4）。

诊断：套细胞淋巴瘤，母细胞变型。

鉴别诊断：

（1）B 淋巴母细胞性淋巴瘤。

（2）慢性淋巴细胞白血病 / 小淋巴细胞性淋巴瘤（CLL/SLL）。

（病例提供者：苏州大学附属第一医院　郭凌川）

第五节　其他肿瘤

病例 57　T 淋巴母细胞性淋巴瘤

病史摘要

男性，32 岁。

主诉：发现左颈部肿物 3 个月，低热 1 个月。

现病史：患者于 3 个月前自觉左颈根部肿物，直径约 1cm，无触痛，无发热、咳嗽咳痰等不适。2 个月前自觉左颈部肿物增大，质硬，周围皮肤肿胀，皮温高。行颈部 B 超检查：左侧颈部见多个低回声结节，最大者约 3.5cm×2.8cm，边界清，结构清，皮髓质界限不清，未见明确血流信号。颈部 CT 平扫：左侧腮腺旁、左侧颈部、左侧锁骨上下可见多发肿大淋巴结，最大长径约 4.6cm，部分边界欠清。

治疗与随访：行 1 个疗程 VDLD 诱导化疗方案。化疗后患者处于粒缺期，出现高热、寒战、循环恶化、耐药菌、条件致病菌感染，考虑感染性休克，予以对症处理后，休克纠正不理想。脏器功能支持方面，予以呼吸机辅助通气。患者存在急性肾损伤，行肾脏替代治疗改善酸碱紊乱。与患者家属交待病情，患者病情危重，循环极不稳定，需大剂量血管活性药物维持血压，休克难以纠正，随时可能出现心搏骤停，患者家属表示理解并要求自动出院，转至当地医院继续治疗。

病理表现

病理表现见图 57-1 ～图 57-4。

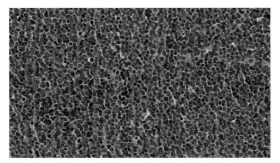

图 57-1 T 淋巴母细胞性淋巴瘤。肿瘤细胞弥漫性浸润，细胞中等大小，形态单一，易见核分裂象（高倍）

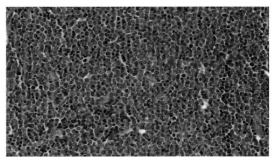

图 57-2 T 淋巴母细胞性淋巴瘤。肿瘤细胞中等大小，核质比高，核染色质细腻，分布均匀（高倍）

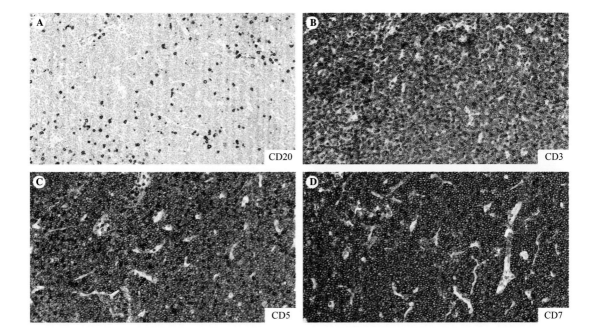

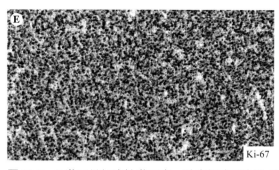
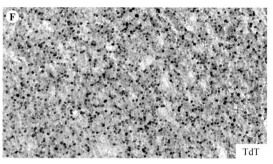

图 57-3 T 淋巴母细胞性淋巴瘤。肿瘤细胞不表达 CD20（A），表达 CD3（B）、CD5（C）、CD7（D）和 TdT（F），Ki-67 阳性率约 90%（E）（中倍）

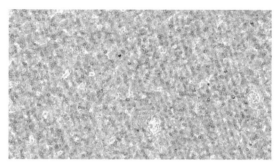

图 57-4 T 淋巴母细胞性淋巴瘤。肿瘤细胞表达 CD30 抗原（中倍），阳性率约 80%
抗体：Leica；克隆号：JCM182；检测平台：Leica

病理诊断

病变部位：颈左侧。

样本类型：淋巴结切除活检。

组织病理学：淋巴结结构被破坏，肿瘤细胞弥漫性生长，形态较一致，小至中等大小，胞质稀少，细胞核呈圆形或卵圆形，染色质细腻，核仁不明显或可见小核仁，易见核分裂象（图 57-1、图 57-2）。

免疫组化染色：肿瘤细胞表达 CD3、CD5、CD7、CD30（80%）、CD38、TdT、CD34、Ki-67（90%），不表达 CD20、CD79a、CD2、CD4、CD8、CD23、CD56、Cyclin D1、Gran B、TIA-1 和 MPO（图 57-3、图 57-4）。

EBER1/2-ISH：肿瘤细胞（-）。

诊断：T 淋巴母细胞性淋巴瘤，高侵袭性。

鉴别诊断：

（1）外周 T 细胞淋巴瘤。

（2）B 淋巴母细胞性淋巴瘤。

（3）髓肉瘤。

（4）套细胞淋巴瘤，母细胞变型。

（病例提供者：北京协和医院 卢朝辉 贾丛伟）

病例 58　浆细胞骨髓瘤髓外浸润

病史摘要

男性，50 岁。

主诉：右眼复视 13 天。

现病史：患者 13 天前无明显诱因出现右眼视物重影，伴右眼发胀，左眼正常，头颅 MRI 检查考虑斜坡占位，PET/CT 提示左侧耻骨、坐骨局部骨质密度减低伴可疑骨折。实验室检查：免疫固定电泳，λ M 带阳性，M 蛋白浓度 8.8g/L。骨髓涂片提示骨髓中浆细胞比例增高（占 48.5%），偶见幼浆细胞。外周血见浆细胞（6%），提示多发性骨髓瘤（MM）可能。骨髓病理提示浆细胞肿瘤性增生，约占骨髓有核细胞的 40%，符合浆细胞瘤。

治疗与随访：患者采用 VCD 方案（硼替佐米 + 环磷酰胺 + 地塞米松）治疗 1 个疗程后因肾功能损害改用硼替佐米治疗，但仍出现疾病进展，于确诊后 4 个月死亡。

病理表现

病理表现见图 58-1 ～图 58-4。

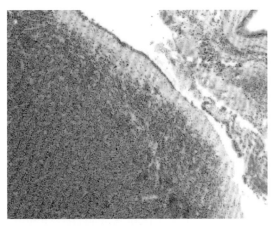

图 58-1　浆细胞骨髓瘤髓外浸润。肿瘤细胞在神经组织中弥漫性浸润（低倍）

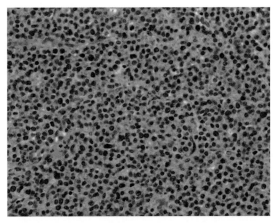

图 58-2　浆细胞骨髓瘤髓外浸润。肿瘤细胞胞质丰富，嗜双色性，核偏位，部分细胞有小核仁（高倍）

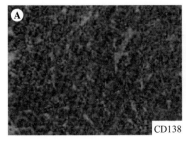

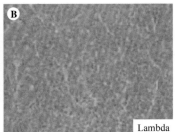

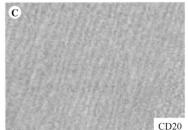

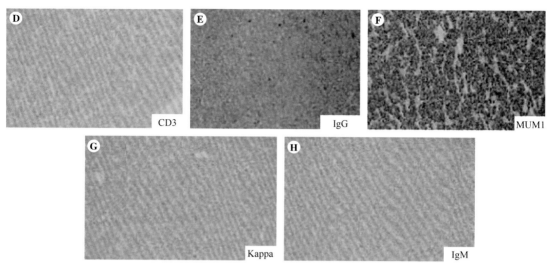

图 58-3　浆细胞骨髓瘤髓外浸润。肿瘤细胞表达 CD138（A）、IgG（E）和 MUM1（F），呈 Lambda 轻链限制性表达（B），不表达 CD20（C）、CD3（D）、Kappa（G）和 IgM（H）（中倍）

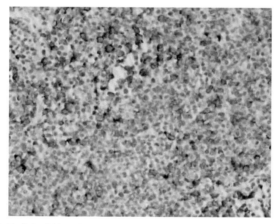

图 58-4　浆细胞骨髓瘤髓外浸润。肿瘤细胞表达 CD30 抗原（高倍），阳性率约 60%
抗体：Dako；克隆号：Ber-H2；检测平台：Leica

病理诊断

病变部位：斜坡。

标本类型：手术切除标本。

组织病理学：镜下见弥漫性增生的肿瘤细胞，胞质丰富，嗜双色性，核呈圆形或卵圆形，染色质粗，部分肿瘤细胞核仁明显，核分裂象易见（图 58-1、图 58-2）。

免疫组化染色：肿瘤细胞表达 CD138、CD38、VS38C、Cyclin D1、EMA、Lambda、IgG、MUM1 和 CD30（60%），不表达 CD20、CD79a、CD19、Kappa、PAX-5、CD3、CK-pan 和 GFAP（图 58-3、图 58-4）。

基因重排检测：目标片段范围内查见 IgKB 基因克隆性扩增峰。

FISH 检测：约 40% 的肿瘤细胞检出 1q21 基因扩增，约 70% 检出 Rb1 基因缺失，约

10% 检出 *p53* 基因缺失，约 10% 检出 *D13S319* 基因缺失。未检测到 *IgH* 基因分离。

诊断：浆细胞骨髓瘤髓外浸润。

鉴别诊断：

（1）浆母细胞性淋巴瘤。

（2）间变性浆细胞瘤。

（3）B 细胞淋巴瘤。

（4）神经源性肿瘤。

（病例提供者：复旦大学附属中山医院　侯英勇）

病例 59　髓外浆细胞瘤

病史摘要

男性，48 岁。

主诉：痰中带血 1 月余。

现病史：患者 1 个多月前无明显诱因出现痰中带血。门诊 CT 示右肺上叶阻塞性肺不张。支气管镜示右肺上叶支气管管腔被表面光滑新生物完全阻塞（图 59-1）。活检病理报告：镜下见支气管壁组织伴纤维组织和梭形细胞增生，免疫组化提示良性间叶源性肿瘤不能除外。PET/CT：①右肺上叶支气管恶性肿瘤可能；②两肺慢性炎症，右侧腋窝淋巴结炎；③肝右叶良性病变。患者曾因脑部"浆细胞瘤"行切除术，并接受后枕部放疗 28 次。现左侧枕骨部分缺如；高血压病史 3 年，药物控制可。

治疗与随访：行右肺袖式切除，出院后未再咳血痰，未经其他治疗。随访时状况可，无不适。

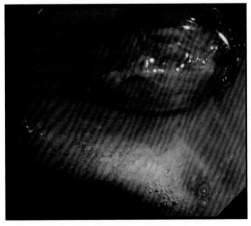

图 59-1　髓外浆细胞瘤。支气管镜检查示管壁新生物突入管腔内致管腔堵塞

病理表现

病理表现见图 59-2～图 59-7。

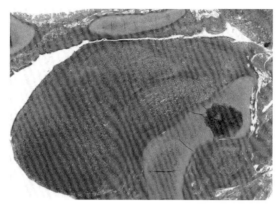

图 59-2　髓外浆细胞瘤。支气管壁内可见肿瘤呈部分结节状构象（低倍）

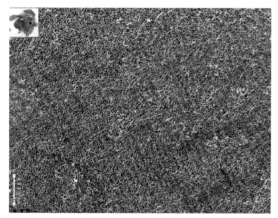

图 59-3　髓外浆细胞瘤。肿瘤细胞弥漫性增生，细胞较一致（中倍）

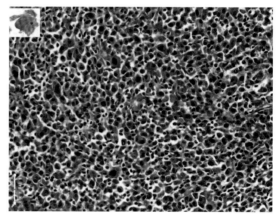

图 59-4　髓外浆细胞瘤。肿瘤细胞胞质丰富，嗜双色性，核偏位，核染色质粗糙，可见双核或分叶核，部分肿瘤细胞可见核旁空晕，易见核分裂象，核仁不明显（高倍）

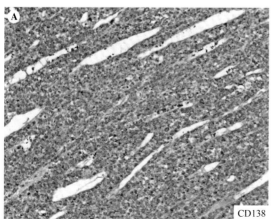

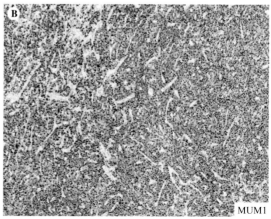

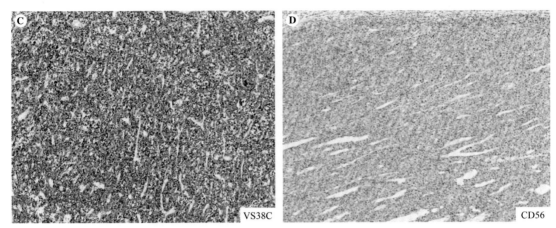

图 59-5　髓外浆细胞瘤。肿瘤细胞表达 CD138（A）、MUM1（B）、VS38C（C）和 CD56（D）（低倍）

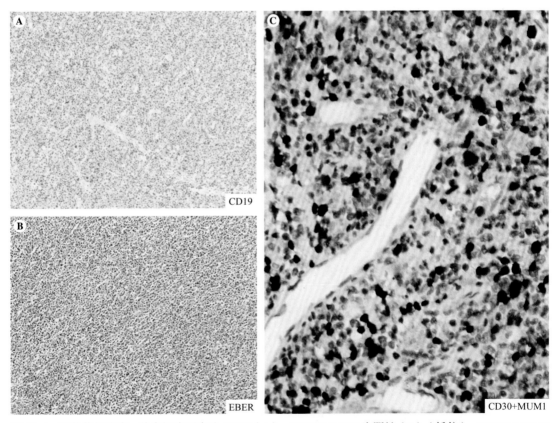

图 59-6　髓外浆细胞瘤。肿瘤细胞不表达 CD19（A），EBER1/2-ISH 为阴性（B）（低倍）；CD30+MUM1
　　　　双染显示肿瘤细胞同时表达 CD30 与 MUM1（C）

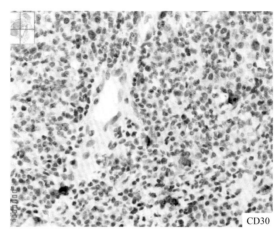

图 59-7　髓外浆细胞瘤。少量肿瘤细胞表达 CD30 抗原（高倍）

抗体：Dako；克隆号：Ber-H2；检测平台：Leica

病理诊断

病变部位：右肺上叶。

样本类型：肺叶切除标本。

组织病理学：支气管黏膜下见显著异型细胞，巢片状分布。肿瘤细胞黏附性差，胞质丰富，嗜双色或嗜碱性，核偏位，核染色质粗糙，呈团块状，可见双核或分叶核，部分瘤细胞可见核旁空晕，核分裂象易见，间质毛细血管丰富（图 59-2 ～图 59-4）。

免疫组化染色：肿瘤细胞表达 CD38、CD138、MUM1、CD79a、CD56 和 λ 轻链，少量表达 CD20 和 κ 轻链，Ki-67 阳性率约 40%，不表达 CD3、CD19、Desmin（结蛋白）、Myogenin（肌细胞生成蛋白）、MyoD1、CK-pan 和 Cam5.2（低分子细胞角蛋白）（图 59-5 ～图 59-7）。

EBER1/2-ISH：肿瘤细胞（－）。

基因重排检测（PCR + 基因扫描）：查见 *Ig* 和 *TR* 基因重排。

FISH 等检测：未检出 *P53* 17p3.1 缺失、*Rb1* 13q14 缺失、*CK81B* 1q21 扩增、*IgH/CCND1* 融合、*IgH/FGFR3* 融合、*IgH/MAF* 融合和 *MYD88* 基因第 5 号外显子突变。

诊断：髓外浆细胞瘤。

鉴别诊断：

（1）浆母细胞性淋巴瘤。

（2）黏膜相关淋巴组织结外边缘区淋巴瘤伴显著浆细胞样分化。

（3）恶性黑色素瘤。

（4）转移或原发性横纹肌源性肿瘤。

（病例提供者：复旦大学附属中山医院　侯英勇）

病例 60　组合型淋巴瘤（DLBCL+CHL）

图 60-1　组合型淋巴瘤（DLBCL+CHL）。左侧可见经典型霍奇金淋巴瘤小灶状坏死区域及显著异型性 H/R-S 细胞；右侧为弥漫大 B 细胞淋巴瘤区域，肿瘤细胞大小较一致，弥漫性分布（低倍）

病史摘要

男性，22 岁。

主诉：发现颈部淋巴结肿大。

现病史：患者自觉颈部淋巴结肿大，遂入院检查，全身浅表淋巴结肿大。X 线检查示纵隔增宽。

治疗与随访：确诊后放弃治疗，失访。

病理表现

病理表现见图 60-1 ～图 60-5。

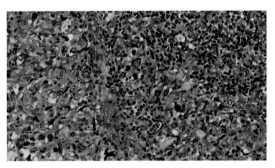

图 60-2　组合型淋巴瘤（DLBCL+CHL）。经典型霍奇金淋巴瘤成分，可见较多嗜酸性粒细胞背景中 H/R-S 细胞散在分布（高倍）

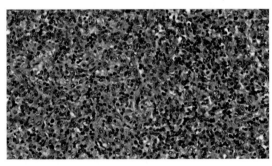

图 60-3　组合型淋巴瘤（DLBCL+CHL）。弥漫大 B 细胞淋巴瘤区域，中心母细胞样肿瘤细胞弥漫性分布，背景中未见明显嗜酸性粒细胞浸润（高倍）

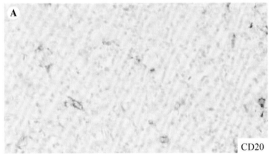

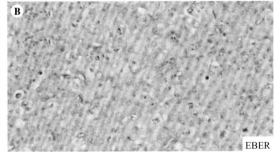

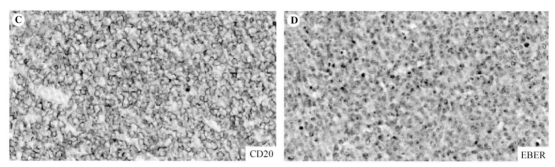

图 60-4 组合型淋巴瘤（DLBCL+CHL）。A、B 为经典型霍奇金淋巴瘤区域，肿瘤细胞不表达 CD20（A）及 EBER（B）；C、D 为弥漫大 B 细胞淋巴瘤区域，肿瘤细胞表达 CD20（C）及 EBER（D）

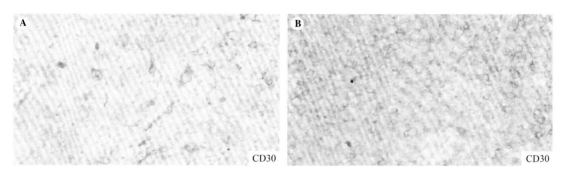

图 60-5 组合型淋巴瘤（DLBCL+CHL）。经典型霍奇金淋巴瘤区域（A）及弥漫大 B 细胞淋巴瘤区域（B）中肿瘤细胞均表达 CD30（高倍）。CD30 阳性率：CHL 区域的 RS 细胞 100% 阳性，DLBCL 区域肿瘤细胞约 80% 阳性

抗体：中杉金桥；克隆号：JCM182；检测平台：Roche Ventana

病理诊断

病变部位：颈左侧。

样本类型：淋巴结切除标本。

组织病理学：淋巴结结构被破坏，低倍镜下可见左侧由伴局灶性纤维化、坏死及具有显著异型性的 H/R-S 细胞组成，右侧由弥漫性分布的较大细胞组成（图 60-1）。高倍镜下，左侧区显著的嗜酸性粒细胞及小淋巴细胞背景中可见 H/R-S 细胞（图 60-2），右侧区可见瘤细胞形态一致，多为中心母细胞样，背景中未见明显嗜酸性粒细胞浸润。肿瘤细胞呈圆形，核大、呈空泡状，染色质较细腻，靠近核膜处可见多个小核仁（图 60-3）。

免疫组化染色

（1）经典型霍奇金淋巴瘤区域：肿瘤细胞表达 CD30、PAX-5、CD23、P53、Ki-67（大细胞阳性），不表达 CD20、CD79a、CD19、BOB.1、OCT-2、CD3、CD5、CD45、CD15、c-Myc。

（2）弥漫大 B 细胞淋巴瘤区域：肿瘤细胞表达 CD30、CD20、CD79a、PAX-5、BOB.1、OCT-2、MUM1、CD45、Bcl-6、P53、Ki-67（80%），不表达 CD3、CD5、CD23、CD15、Bcl-2、CD10、CD19、EMA、c-Myc（图 60-4、图 60-5）。

EBER1/2-ISH：弥漫大 B 细胞淋巴瘤区域阳性，经典型霍奇金淋巴瘤区域阴性（图 60-4）。

诊断：组合型淋巴瘤（85% 为弥漫大 B 细胞淋巴瘤，非生发中心来源，EBV 阳性；

15% 为经典型霍奇金淋巴瘤，结节硬化型）。

鉴别诊断：介于弥漫大 B 细胞淋巴瘤和经典型霍奇金淋巴瘤的 B 细胞淋巴瘤，不能分类。

（病例提供者：天津医科大学肿瘤医院　程润芬　翟琼莉）

病例 61　移植后淋巴组织增生性疾病，多形性

病史摘要

男性，38 岁。

主诉：确诊急性髓系白血病（M2b）10 月余，异基因造血干细胞移植术后 2 月余，淋巴结肿大 2 周。

现病史：患者 10 个多月前无明显诱因头晕、心悸 6 天，伴牙龈出血 1 天。骨髓穿刺提示急性白血病（M2a/M2b）。DA（柔红霉素 + 阿糖胞苷）、MA（米托蒽醌 + 阿糖胞苷）方案化疗后，于中华骨髓库找到供者骨髓（10/10 相合），行异基因骨髓干细胞移植。移植后应用环孢素，2 周前出现浅表淋巴结肿大。2 天前出现发热、咽痛。一般状况可。

治疗与随访：诊断为移植后淋巴组织增生性疾病（PTLD）后，采用美罗华治疗和抗病毒治疗，患者病情好转，出院。随访一般状况良好。

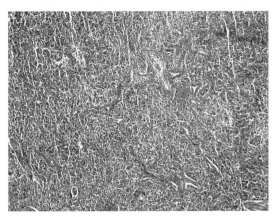

图 61-1　移植后淋巴组织增生性疾病，多形性。淋巴结结构不清楚，淋巴组织增生活跃，可见淋巴细胞、浆细胞增生（低倍）

病理表现

病理表现见图 61-1 ～图 61-5。

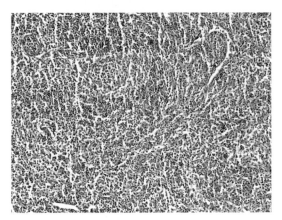

图 61-2　移植后淋巴组织增生性疾病，多形性。淋巴组织增生活跃，淋巴细胞、浆细胞增生，相间分布（中倍）

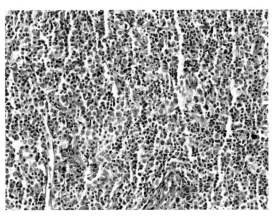

图 61-3　移植后淋巴组织增生性疾病，多形性。淋巴组织增生活跃，见淋巴细胞、浆细胞，以及散在的大细胞成分（高倍）

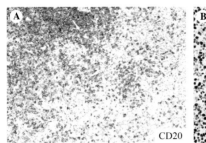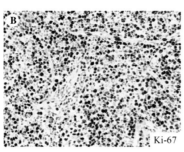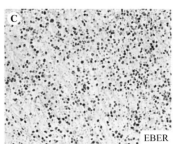

图 61-4　移植后淋巴组织增生性疾病，多形性。增生及浸润的淋巴细胞部分表达 CD20 抗原（A），Ki-67 阳性率约 70%（B）。原位杂交示淋巴细胞 EBER 阳性（C）（高倍）

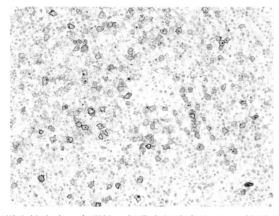

图 61-5　移植后淋巴组织增生性疾病，多形性。部分大细胞表达 CD30 抗原（高倍），约占视野中所有细胞的 30%

抗体：迈新生物；克隆号：Ber-H2；检测平台：手工操作

病理诊断

病变部位：腹股沟。

样本类型：淋巴结切除活检。

组织病理学：淋巴结组织学结构紊乱，淋巴组织增生活跃，可见淋巴细胞、浆细胞增生（图 61-1、图 61-2），以及散在及灶性分布的转化样大细胞（图 61-3）。

免疫组化染色：部分细胞表达 CD20、PAX-5、CD3、CD43、MUM1，大细胞表达 CD30，不表达 CD10、Bcl-6，Ki-67 阳性率约 70%（图 61-4、图 61-5）。

EBER1/2-ISH：淋巴细胞（＋）。

诊断：移植后淋巴组织增生性疾病，多形性。

鉴别诊断：

（1）淋巴结反应性增生。

（2）经典型霍奇金淋巴瘤。

（3）淋巴组织非典型增生。

（病例提供者：北京大学人民医院　陈定宝　沈丹华）

病例 62　移植后淋巴组织增生性疾病，传染性单核细胞增多症样

病史摘要

女性，33 岁。

主诉：确诊急性髓系白血病（M4）10 个月，异基因造血干细胞移植术后 9 个月，淋巴结肿大 2 周。

现病史：10 个月前无明显诱因出现右下肢瘀斑、乏力，经检查诊断为急性髓系白血病（M4）。DA、HAE（高三尖杉酯碱＋阿糖胞苷＋依托泊苷）方案化疗后，行异基因造血干细胞移植，弟供姐，人类白细胞抗原（HLA）配型全相合。移植后应用环孢素，出现移植物抗宿主病（GVHD），1 个月前出现发热，2 周前出现淋巴结肿大。一般情况尚可。

治疗与随访：确诊后，行环孢素减量、抗病毒等治疗，病情好转。随访一般状况良好。

病理表现

病理表现见图 62-1 ～图 62-5。

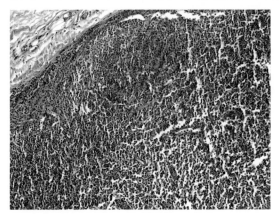

图 62-1　移植后淋巴组织增生性疾病，传染性单核细胞增多症样。淋巴结正常结构存在，滤泡间区淋巴组织增生（低倍）

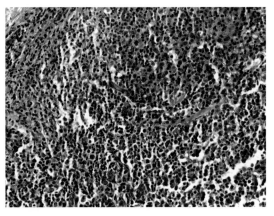

图 62-2　移植后淋巴组织增生性病变，传染性单核细胞增多症样。见小淋巴细胞、浆细胞及散在分布的转化大细胞、小血管等（高倍）

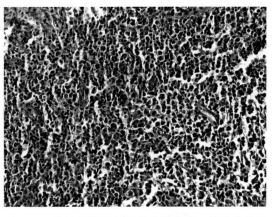

图 62-3　移植后淋巴组织增生性病变，传染性单核细胞增多症样。见小淋巴细胞、浆细胞及散在分布的转化大细胞（高倍）

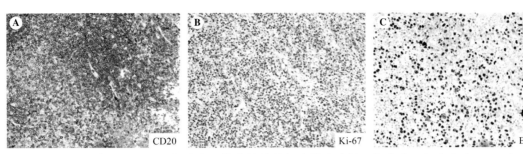

图 62-4 移植后淋巴组织增生性病变，传染性单核细胞增多症样。部分淋巴细胞表达 CD20（A），
Ki-67 阳性率约 80%（B），多数淋巴细胞 EBER 阳性（C）（高倍）

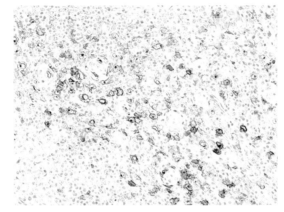

图 62-5 移植后淋巴组织增生性病变，传染性单核细胞增多症样。部分大细胞表达 CD30 抗原（高倍）
抗体：迈新生物；克隆号：Ber-H2；检测平台：手工操作

病理诊断

病变部位：颈左侧。

样本类型：淋巴结活检。

组织病理学：淋巴结结构可辨，滤泡间区淋巴组织增生（图 62-1），见小淋巴细胞、浆细胞及散在分布的转化大细胞（图 62-2、图 62-3）。

免疫组化染色：部分淋巴细胞表达 CD20、CD79a、CD3、CD5 和 CD43，不表达 CD10 和 Cyclin D1；大细胞部分表达 CD30 抗原；Ki-67 阳性率约 80%（图 62-4、图 62-5）。

EBER1/2-ISH：淋巴细胞（+）。

诊断：移植后淋巴组织增生性疾病，传染性单核细胞增多症样，非破坏性。

鉴别诊断：

（1）淋巴组织反应性增生。

（2）经典型霍奇金淋巴瘤。

（3）不典型淋巴组织增生。

（病例提供者：北京大学人民医院 陈定宝 沈丹华）

第三章

CD30 阳性淋巴组织肿瘤的治疗与研究进展

第一节　霍奇金淋巴瘤的治疗与研究进展

霍奇金淋巴瘤（Hodgkin lymphoma，HL）是较常见的淋巴瘤类型，占所有淋巴瘤的10%，其发病年龄呈双峰改变，第一个峰值是在 15 ~ 34 岁，另一个峰值在 60 岁之后。根据形态学和 Hodgkin Reed-Sternberg（H/RS）细胞表型，霍奇金淋巴瘤分为结节性淋巴细胞为主型霍奇金淋巴瘤（nodular lymphocyte predominant Hodgkin lymphoma，NLPHL）和经典型霍奇金淋巴瘤（classical Hodgkin lymphoma，CHL），其中后者约占 95%，CHL的 HRS 细胞几乎全部表达 CD30，约 75% 的 HRS 细胞表达 CD15。约 10% 的早期 CHL患者和 30% 的晚期 CHL 患者在一线治疗后病情复发，或患有对一线治疗无效的难治性疾病，只有一半的患者可以通过挽救方案、自体造血干细胞移植（autologous hematopoietic stem cell transplantation，ASCT）等方法获得治愈。但仍有相当一部分患者的治疗选择极其有限，尤其是那些对挽救化疗无效或 ASCT 后复发的患者。另外，目前一线治疗方案（包括 ABVD、BEACOPP 方案）在发挥疗效的同时，对长期存活患者的远期毒性也受到越来越多的关注，包括肺损伤、心脏毒性、影响生育、继发第二肿瘤等问题。因此，寻求疗效更好、毒副作用更少的新型药物是临床上亟待解决的问题。

随着肿瘤分子生物学、肿瘤治疗学的不断进展，靶向治疗成为极具前景的治疗手段。CD30 是肿瘤坏死因子受体超家族的成员，在 CHL 中的 HRS 细胞表面高表达，是理想的治疗靶点。维布妥昔单抗（BV）是靶向 CD30 单克隆抗体与微管蛋白活性抑制剂单甲基澳瑞他汀 E（MMAE）通过蛋白酶敏感的交联剂偶联而成的，能够精准杀灭表达 CD30 的肿瘤细胞，已被美国食品药品监督管理局（FDA）批准为治疗复发 / 难治性 HL 的新型靶向药，而在今年美国血液学会（ASH）最新公布的 ECHELON-1 临床试验 5 年随访结果中，BV 被用于一线治疗方案中所获得的疗效令人鼓舞。ECHELON-1 是一项大型、国际性、开放性、随机、多中心、Ⅲ 期临床试验，旨在比较 BV 联合 AVD（A+AVD）方案与ABVD 方案用于初治 Ⅲ 期或 Ⅳ 期 CHL 患者的疗效及安全性。研究共纳入 1334 例患者，按1 ：1 比例随机分配至 A+AVD 组（664 例）和 ABVD 组（670 例）。中位随访时间 55.6个月，A+AVD 组和 ABVD 组中位无进展生存率分别为 82% 和 75.2%（P=0.003）；进一步对 PET2 阴性、阳性两组进行亚组分析，A+AVD 组较 ABVD 组无进展生存率有更大优势：PET2 阴性亚组中，A+AVD 组和 ABVD 组中位无进展生存率分别为 84.7% 和 78.8%

（P=0.005）；PET2 阳性亚组中，A+AVD 组和 ABVD 组中位无进展生存率分别为 60.6% 和 45.9%（P=0.230）；对 < 60 岁患者，PET2 阳性亚组分析中 A+AVD 组 5 年无进展生存率为 63.1%，而 ABVD 组为 49.3%。ECHELON-1 最新 5 年随访结果表明，A+AVD 方案能带来更安全、更长久的疗效。另外，与 ABVD 方案相比，A+AVD 方案不需要根据 PET2 评估结果再调整治疗方案，可避免博来霉素带来的肺损伤。基于其良好疗效，最新指南已将 A+AVD 方案推荐作为初治 Ⅲ、Ⅳ 期 CHL 患者（无神经病变、IPS 评分 ≥ 4 分或博来霉素不耐受）的一线方案。

BV+ICE 方案作为复发 / 难治性 CHL（R/R HL）患者接受 ASCT 前的挽救方案同样表现出色。2020 年 ASH 报道的这项 Ⅰ / Ⅱ 期临床试验共入组 45 例 R/R CHL 成年患者，在其中 43 例可评估疗效的病例中，客观反应率（objective response rate，ORR）和完全缓解率分别为 91% 和 74%；对 28 例原发性耐药患者，ORR 和完全缓解率分别为 86% 和 68%。37 例患者顺利接受 ASCT 治疗，其中仅 4 例在接受 ASCT 治疗后复发。中位随访 26.5 个月（0.7 ～ 62 个月），2 年无进展生存率和总生存率分别为 82% 和 98%。另一项多中心回顾性研究发现，BV+ 苯达莫司汀适用于作为 R/R CHL 青少年患者的挽救方案。该研究入组了来自 3 个中心共 29 例 R/R CHL 青少年患者（10 例难治、19 例复发），中位年龄为 16 岁（10 ～ 20 岁），接受 BV+ 苯达莫司汀方案的中位周期为 3 个周期（2 ～ 7 个周期），完全缓解率和 ORR 分别为 62%、79%，复发患者（完全缓解率和 ORR 分别为 63%、79%）和难治患者（完全缓解率和 ORR 分别为 60%、80%）也取得了较好的疗效。16 例接受了 BV+ 苯达莫司汀方案的患者成功接受移植治疗（13 例自体，3 例异体），5 例接受放疗作为巩固方案，10 例移植后接受 BV 方案作为巩固方案。BV+ 苯达莫司汀方案的 3 年无事件生存率和总生存率分别为 65%（95%CI：46% ～ 85%）和 89%（95%CI：74% ～ 100%）。

高危 HL 患者在接受 ASCT 治疗后仍有较高的复发风险，需要探索疗效更优的移植后巩固方案。纳武利尤单抗（nivolumab）是程序性细胞死亡受体 -1（PD-1）抗体抑制剂，可与 T 细胞上的 PD-1 结合并阻断 PD-L1/PD-1 介导的免疫检查点信号转导，重新激活 T 细胞，发挥抗肿瘤效应。纳武利尤单抗单药作为高危 CHL 移植后的巩固方案，无进展生存期（progressive free survival，PFS）可达到 18 个月。基于 AETHERA 的研究结果，BV 已被指南推荐为 R/R HL 移植后的巩固方案。而在 2020 年，ASH 年会则报道了 BV+ 纳武单抗（nivo）双药联合作为高危 HL 移植后巩固方案的可行性。这项多中心 Ⅱ 期临床研究共入组 59 例高危 HL 患者，其中 18 例（31%）为原发性耐药，35 例（59%）为早期复发，在复发时有 23 例（39%）具有结外病灶，14 例（24%）有 B 症状，15 例（25%）在移植前接受 1 个疗程挽救化疗，48 例（81%）移植后达到 CR。中位随访时间为 15.7 个月（2.8 ～ 35.5 个月），在移植后中位时间为 54 天（34 ～ 75 天）时开始使用 BV+ 纳武单抗联合方案，使用的中位周期时间为 8 个周期（1 ～ 8 个周期）。BV+ 纳武单抗巩固方案最常见的 3 ～ 4 级不良事件是粒细胞缺乏（31%）、肺炎（7%）和谷丙转氨酶（ALT）升高（5%）。18 例（31%）患者出现需要全身皮质类固醇治疗的免疫相关不良事件，其中最常见的 2 级以上不良反应包括肺炎（12%）、谷草转氨酶（AST）或 ALT 升高（8%）、甲状腺功能减退（5%）及皮疹（3%）。18 个月无进展生存率和总生存率分别为 95%、98%，存在 2 个以上或 3 个以上高危因素（包括原发性耐药 HL、一线方案治疗后 1 年内复发、复发时有结外病灶、复发时有 B 症状、需要超过 1 个疗程挽救化疗方案、移植时未达到 CR）的患者 18 个月无进展生存率分别为 92%、89%。以上结果表明，BV+ 纳武单抗联合作为移植后高危 HL 的巩固方案治疗，可观察到较好的疗效，期待延长随访后的进一步结果。

除了靶向治疗药物、靶向治疗与免疫治疗药物组合方案之外，有研究也对新型 CD30 CAR-T 疗法在 HL 治疗中的疗效等进行了探索和研究。2020 年 *J Clin Oncol* 报道了Ⅰ/Ⅱ期 CD30 CAR-T 治疗 R/R HL 的临床研究，该研究共纳入 41 例 R/R HL 患者，其中有 10 例患者接受治疗后发生 1 级细胞因子释放综合征。32 例使用福达拉滨作为预处理方案的 R/R HL 患者的 ORR 为 72%，其中 19 例（59%）患者达到 CR。中位随访 533 天，所有可评估疗效患者的 1 年无进展生存率、总生存率分别为 36%（95%CI：21% ～ 51%）和 94%（95%CI：79% ～ 99%）。

淋巴瘤治疗已迈入精准治疗时代，深入了解其作用机制模式，优化靶向药物、新疗法的组合方式，在充分发挥个体化治疗优势的同时，定会将 HL 的整体治疗水平提高至新的高度。

参 考 文 献

Alex F H，Lu C，Yago N，et al. 2020. Consolidation with nivolumab and brentuximab vedotin after autologous hematopoietic cell transplantation in patients with high-risk Hodgkin lymphoma[R/OL]. ASH 62nd Annual Meeting：Abstr 472.

Catherine S D，Joseph M C，Jonathan W F，et al. 2017. Hodgkin lymphoma：current status and clinical trial recommendations[J]. J Natl Cancer Inst，109（4）：djw249.

Forlenza C J，Gulati N，Mauguen A，et al. 2020. Brentuximab vedotin plus bendamustine for pediatric patients with relapsed/refractory Hodgkin lymphoma：a multi-institution retrospective analysis[R/OL]. ASH 62nd Annual Meeting：Abstr 2980.

Lepik K V，Mikhailova N B，Moiseev I S，et al. 2019. Nivolumab for the treatment of relapsed and refractory classical Hodgkin lymphoma after ASCT and in ASCT-naïve patients[J]. Leuk Lymphoma，60（9）：2316-2319.

Lynch R C，Cassaday R D，Smith S D，et al. 2020. Dose-dense brentuximab vedotin plus ifosfamide，carboplatin，and etoposide（ICE）is highly active for second line treatment in relapsed/refractory classical Hodgkin lymphoma：final results of a phaseⅠ/Ⅱstudy[R/OL]. ASH 62nd Annual Meeting：Abstr 2964.

Moskowitz C H，Walewski J，Nademanee A，et al. 2018. Five-year PFS from the AETHERA trial of brentuximab vedotin for Hodgkin lymphoma at high risk of progression or relapse[J]. Blood，132（25）：2639-2642.

Ramos C A，Grover N S，Beaven A W，et al. 2020. Anti-CD30 CAR-T cell therapy in relapsed and refractory Hodgkin lymphoma[J]. J Clin Oncol，38（32）：3794-3804.

Siegel R L，Miller K D，Jemal A. 2018. Cancer statistics，2018[J]. CA Cancer J Clin，68（1）：7-30.

Straus D J，Dfugosz-Danecka M，Joseph M C，et al. 2020. Brentuximab vedotin with chemotherapy for patients with previously untreated，stageⅢ/Ⅳ classical Hodgkin lymphoma：5-year update of tECHELON-1 study[R/OL]. ASH 62nd Annual Meeting：Abstr 2973.

Wang Y，Grzegorz S N，Michael L W，et al. 2018. Advances in CD30- and PD-1-targeted therapies for classical Hodgkin lymphoma[J]. J Hematol Oncol，11（1）：57.

第二节　间变性大细胞淋巴瘤的治疗与研究进展

间变性大细胞淋巴瘤（anaplastic large cell lymphoma，ALCL）是一组外周 T 细胞恶

性增生性疾病,在形态学及免疫学特征上具有相似性,常表现为 CD30 强阳性及相应 T 细胞标志物丢失,但不同亚型 ALCL 的临床表现及预后具有显著的差异性。2016 年 WHO 分型将 ALCL 分为四种类型:间变性淋巴瘤激酶(anaplastic lymphoma kinase,ALK)阳性的间变性大细胞淋巴瘤(ALK+ ALCL)、ALK 阴性的间变性大细胞淋巴瘤(ALK-ALCL)、原发性皮肤间变性大细胞淋巴瘤(primary cutaneous anaplastic large cell lymphoma PC-ALCL)、乳腺植入相关的间变性大细胞淋巴瘤(breast implant-associated anaplastic large cell lymphoma,BIA-ALCL)。以蒽环类药物为基础的治疗方案如 CHOP 方案是 ALCL 一线治疗的基石,在不同亚型 ALCL 中其反应性也不同。疾病的难治性与复发严重影响了患者的预后。得益于 ALCL 中 CD30 强阳性表达的特点,CD30 单抗药物的使用成为目前 ALCL 的研究热点。因此本节拟就 CD30 单抗在间变性大细胞淋巴瘤中的治疗进展进行综述。

一、ALK 阳性及 ALK 阴性间变性大细胞淋巴瘤

ALCL 在所有非霍奇金淋巴瘤中占比约 3%,ALK 融合突变及表达状态与年龄具有相关性。儿童及中青年常表现为 ALK 阳性,中位年龄为 30 岁;ALK 阴性则主要发生于老年患者,中位年龄为 55 岁;两种病理类型皆以男性为主,且多数为Ⅲ~Ⅳ期患者。ALK+ALCL 的免疫组化染色表现为 ALK(+)、CD30(+)、EMA(+),ALK-ALCL 则相反,表现为 ALK(-)、CD30(+)、EMA(-)。两者的分子遗传学和基因表达谱也不尽相同。ALK+ALCL 染色体易位常涉及 *ALK* 基因,约 85% 为 t(2;5)(p23;25)ALK-NPM1,而 ALK-ALCL 则主要涉及 *DUSP22* 及 *IRF4* 易位。经标准一线 CHOP 及 CHOP 样方案治疗后,ALK+ALCL 预后明显优于 ALK-ALCL 患者,两者 5 年的总生存率分别为 79%、46%。尽管 ALK+ALCL 经一线治疗可以取得较好的临床预后,但大部分患者及初诊时伴随高 IPI 评分的患者常发生复发或难治。维布妥昔单抗(BV)是靶向 CD30 的单克隆抗体维布妥昔单抗及细胞微管破坏剂 MMAE 通过交联剂进行偶联的抗体药物结合物(ADC),可特异性地靶向 CD30 阳性表达的细胞,细胞通过内吞作用摄取药物后,MMAE 可在胞内释放并将靶细胞杀死。维布妥昔单抗为复发 / 难治性 ALCL 带来了新的治疗可能。

Andrei 及其团队早在 2009 年便开展了一项单臂、多中心的 BV 单药在复发 / 难治性系统性 ALCL 中的Ⅱ期临床试验(NCT00866047)。58 例经组织学验证的 CD30 阳性患者被纳入该研究,BV 的使用剂量为 1.8mg/kg,每 3 周 1 次,最大治疗周期为 16 周,总体人群的客观反应率(ORR)为 86%,完全缓解率为 66%,中位无进展生存期(PFS)为 20 个月,中位总生存期(OS)尚未达到。16 例 ALK+ALCL 患者的 ORR 为 81%,完全缓解率为 69%,5 年无进展生存率及总生存率分别为 56%(95%CI:32% ~ 81%)及 37%(95%CI:11% ~ 62%);42 例 ALK-ALCL 患者的 ORR 为 88%,完全缓解率为 52%,5 年无进展生存率及总生存率分别为 61%(95%CI:47% ~ 76%)及 39%(95%CI:24% ~ 55%)。限于该研究的病例数较少,ALK 阳性表达与 BV 单药治疗疗效是否具有相关性仍需进一步研究。

BV 一线治疗 ALCL 的相关临床试验几乎在同期开展。ECHELON-2 试验是一项双盲、随机、多中心、安慰剂对照的Ⅲ期临床研究（NCT01777152）。研究主要纳入 CD30阳性的外周 T 细胞淋巴瘤患者（PTCL），患者按 1：1 随机分配到 A（BV）+CHP 方案治疗组、CHOP 方案治疗组，每 21 天为 1 个周期，共接受 6 至 8 个周期的治疗。治疗方案包括所有患者接受每周期第 1 天环磷酰胺 $750mg/m^2$、多柔比星 $50mg/m^2$，第 2～5天泼尼松 100mg/d，其中 A+CHP 组接受 BV 1.8mg/kg，CHOP 组接受长春新碱 $1.4mg/m^2$及安慰剂对照。A+CHP 组及 CHOP 组的中位 PFS 分别为 48 个月及 21 个月，两组的 PFS及 OS 风险比率（HR）分别为 0.71（95%CI：0.54～0.93，$P=0.0110$）及 0.66（95%CI：0.46～0.95，$P=0.0244$），提示 A+CHP 方案疗效明显优于常规 CHOP 方案。亚组分析提示系统性 ALCL 的 HR 为 0.59（95% CI：0.42～0.84，$P=0.0031$），ALK+ALCL 患者获益最明显，HR 为 0.29（95%CI：0.11～0.79），其次为 ALK-ALCL 患者，HR 为 0.65（95%CI：0.44～0.95）。两组的毒性反应相当。ECHELON-2 试验表明，CHP 联合 BV 可以在不增加毒性的情况下提高 PFS 及 OS，并为 A+CHP 方案成为 CD30 阳性外周 T 细胞淋巴瘤的新的一线治疗方案提供证据，尤其是系统性 ALCL。但该研究仍受限于单个亚型间较少的病例数，未能强有力地说明 ALK+ALCL 患者接受 A+CHP 方案优于 ALK-ALCL 患者，未来还需在真实世界进行更大样本量的研究。

二、原发性皮肤间变性大细胞淋巴瘤

皮肤 T 细胞淋巴瘤是一组具有异质性的非霍奇金淋巴瘤，其中蕈样肉芽肿及 Sézary综合征最为常见。根据 CD30 阳性表达情况，我们得以区分出另一种独特的皮肤 T 细胞淋巴瘤，即原发性皮肤间变性大细胞淋巴瘤。在疾病的早期阶段，治疗的主要目标为控制皮肤相关的临床症状，多数以口服甲氨蝶呤为主，而疾病晚期则缺乏相关的随机临床对照研究。贝沙罗汀亦被美国 FDA 及欧洲药品管理局（EMA）批准用于进展期皮肤 T 细胞淋巴瘤的治疗。BV 在系统性 ALCL 中的安全性及有效性得到验证后，与 PC-ALCL 相关的临床试验也随即得到开展。ALCANZA 是一项非盲、随机、Ⅲ期的针对 CD30 阳性的蕈样肉芽肿及 PC-ALCL 的临床试验（NCT01578499）。研究共纳入 131 例患者，66 例患者接受 BV 治疗，66 例患者由医师决定接受口服甲氨蝶呤（MTX）每周 5～50mg 或贝沙罗汀（bexarotene）每天 $300mg/m^2$。31 例 PC-ALCL 患者可评估疗效，其中 16 例患者接受 BV方案治疗，ORR 为 75%，部分缓解率为 31%，中位 PFS 为 27.5 个月，15 例患者由医师决定接受 MTX 或贝沙罗汀，其治疗反应率要明显差于前者，ORR 及部分缓解率分别仅有 5%及 1%，中位 PFS 为 5.3 个月。

三、总结与展望

CD30 阳性是间变性大细胞淋巴瘤的病理学特征之一，这一特性为维布妥昔单抗治疗间变性大细胞淋巴瘤奠定了基础，使得间变性大细胞淋巴瘤成为 BV 应用最广泛、最有效的病理类型。BV 在乳腺植入相关的 ALCL 中的应用目前仅有成功的个案报道，尚未见相关临床研究，我们期待更多的 BI-ALCL 的研究报道。同时，部分采用 BV 方案治疗失败的系统性 ALCL 患者仍值得我们进一步关注，可通过临床标志物在早期鉴定这类患者，联合应用其他治疗手段改善这类患者的预后将成为我们进一步探索的方向。

参 考 文 献

Alderuccio J P，Desai A，Yepes M M，et al. 2018. Frontline brentuximab vedotin in breast implant-associated anaplastic large-cell lymphoma[J]. Clin Case Rep，6（4）：634-637.

Bonzheim I，Geissingen E，Roth S，et al. 2004. Anaplastic large cell lymphomas lack texpression of T-cell receptor molecules or molecules of proximal T-cell receptor signaling[J]. Blood，104（10）：3358-3360.

Gascoyne R D，Aounp，Wu D，et al. 1999. Prognostic significance of anaplastic lymphoma kinase（ALK）protein expression in adults with anaplastic large cell lymphoma[J]. Blood，93（11）：3913-3921.

Hapgood G，Savage K J. 2015. The biology and management of systemic anaplastic large cell lymphoma[J]. Blood，126（1）：17-25.

Horwitz S M，Zelenetz A D，Gordon L I，et al. 2016. NCCN guidelines insights：non-Hodgkin's lymphomas，Version 3.2016[J]. J Natl Compr Canc Netw，14（9）：1067-1079.

Horwitz S，O'Connor O A，Pro B，et al. 2019. Brentuximab vedotin with chemotherapy for CD30-positive peripheral T-cell lymphoma （ECHELON-2）：a global，double-blind，randomised，phase 3 trial[J]. Lancet，393（10168）：229-240.

Lamant L，de Reyniès A，Duplantier MM，et al. 2007. Gene-expression profiling of systemic anaplastic large-cell lymphoma reveals differences based on ALK status and two distinct morphologic ALK+ subtypes[J]. Blood，109（5）：2156-2164.

Montes-Mojarro I A，Steinhilber J，Bonzheim I，et al. 2018. The pathological spectrum of systemic anaplastic large cell lymphoma （ALCL）[J]. Cancers（Basel），10（4）：107.

Prince H M，Kim Y H，Horwitz S M，et al. 2017. Brentuximab vedotin or physician's choice in CD30-positive cutaneous T-cell lymphoma（ALCANZA）：an international，open-label，randomised，phase 3，multicentre trial[J]. Lancet，390（10094）：555-566.

Pro B，Advani R，Brice P，et al. 2017. Five-year results of brentuximab vedotin in patients with relapsed or refractory systemic anaplastic large cell lymphoma[J]. Blood，130（25）：2709-2717.

Sutherland M S，Sanderson R J，Gordon K A，et al. 2006. Lysosomal trafficking and cysteine protease metabolism confer target-specific cytotoxicity by peptide-linked anti-CD30-auristatin conjugates[J]. J Biol Chem，281（15）：10540-10547.

Willemze R. 2005. WHO-EORTC classification for cutaneous lymphomas[J]. Blood，105（10）：3768-3785.

第三节 CD30 阳性成熟 T/NK 细胞淋巴瘤的治疗与研究进展

成熟 T/NK 细胞肿瘤亚型多，病理分型复杂，预后存在差异，但大部分预后显著差于 B 细胞淋巴瘤。其中一部分原因与可选择的药物有限相关，目前 CD30 单抗的可获得性及其在 CD30 阳性恶性淋巴瘤中的疗效开始崭露头角，成为 T/NK 细胞淋巴瘤中的应用新选择。

一、T/NK 细胞淋巴瘤的病理分型

T/NK 细胞淋巴瘤是一组起源于胸腺后成熟 T 细胞或 NK 细胞的血液系统肿瘤，占侵袭性非霍奇金淋巴瘤（non-Hodgkin lymphoma，NHL）的 15%～20%，占所有 NHL 的 5%～

10%。T/NK 细胞淋巴瘤具有高度的异质性和复杂的临床病理特征，在 2016 年 WHO 的分类中，T/NK 细胞淋巴瘤包含 27 种不同亚型，大多数具有高度侵袭性，其中最常见的是外周 T 细胞淋巴瘤，非特指（peripheral T-cell lymphoma, not otherwise specified, PTCL-NOS），占 25% 以上，其次是血管免疫母细胞性 T 细胞淋巴瘤（angioimmunoblastic T cell lymphoma，AITL）、自然杀伤细胞 /T 细胞淋巴瘤（natural killer/T-cell lymphoma, NKTCL）及间变性大细胞淋巴瘤（ALCL）。其中，间变性大细胞淋巴瘤根据间变性淋巴瘤激酶（ALK）的表达情况又分为 ALK + ALCL 和 ALK-ALCL。也有少数呈惰性的亚型，如皮下脂膜炎样 PTCL（subcutaneous panniculitis-like PTCL，SPTCL）。

二、CD30 的表达及与预后的关系

在 T/NK 细胞淋巴瘤中，CD30 的表达具有很强的异质性，除了 ALCL 几乎 100% 强阳性表达 CD30（CD30 阳性的肿瘤细胞占 75% 以上）外，其他亚型总体表达率（CD30 阳性的肿瘤细胞占 25% 以上）为 27.7%～43.2%，强阳性表达率为 9.5%～14.6%。PTCL-NOS 中 CD30 表达率为 31.2%～51.7%，强阳性表达率为 13%～18.4%，AITL 中 CD30 表达率为 15%～21.42%，均为中等及弱阳性表达，结外 NKTL 中 CD30 表达率为 39.3%～72%，强阳性表达率为 14%～30%，其中皮肤及肠道 NKTL 中 CD30 表达率最高。肠病相关 T 细胞淋巴瘤（enteropathy-associated T-cell lymphoma，EATL）中 CD30 表达率为 50%～100%，强阳性表达率为 43%～77.8%，蕈样肉芽肿和 Sézary 综合征中 83% 表达 CD30，而肝脾相关 PTCL 则不表达 CD30。同时，CD30 阴性和阳性表达者的临床特征没有显著差异；对于 CD30 的表达与预后的关系，结论尚不一致，部分研究认为 CD30 的表达可能与预后相关，CD30 阳性患者预后优于 CD30 阴性患者，也有研究认为 CD30 的表达与预后并不相关。

三、CD30 单抗在 T/NK 细胞淋巴瘤中的应用及疗效

目前，以蒽环类为基础的 CHOP（环磷酰胺 + 阿霉素 + 长春新碱 + 泼尼松）或 CHOP 样化疗方案仍是 T/NK 细胞淋巴瘤一线治疗的基石。但除了 ALK+ALCL 及惰性亚型对化疗敏感外，其他亚型一线化疗后 5 年总生存率仅为 7%～42%，5 年无进展生存率仅为 6%～36%。维布妥昔单抗（BV）作为一种新型靶向 CD30 的抗体药物偶联物，逐渐应用于 T 细胞淋巴瘤。在 ECHELON-2 研究中，CD30 阳性 PTCL 患者采用 BV 联合 CHP 的完全缓解率和总缓解率均显著优于 CHOP（完全缓解：BV+CHP *vs.* CHOP，68% *vs.* 56%，*P*=0.0066；ORR：BV+CHP *vs.* CHOP，83% *vs.* 72%，*P*=0.0032），BV 联合 CHP 方案化疗的中位无进展生存期长达 48.2 个月，是传统 CHOP 方案化疗的 2.3 倍；在不良反应的发生率及严重程度方面两组相当（粒缺伴发热：BV+CHP *vs.* CHOP，18% *vs.* 15%；外周神经病：BV+CHP *vs.* CHOP，52% *vs.* 55%）；此外，CD30 的表达水平与应答率和应答持续时间无关，各种 CD30 表达水平的相同亚型，对 BV 联合 CHP 的应答率相当。复发 / 难治性（R/R）T/NK 细胞淋巴瘤患者预后极差，生存期极短，在接受二线治疗后中位 PFS 和

OS 只有 3.1 个月和 5.5 个月，3 年无进展生存率和总生存率仅为 11% 和 18%。无论是初治还是 R/R T/NK 细胞淋巴瘤，获得疾病缓解后桥接造血干细胞移植均可延长持续缓解时间，3 年无进展生存率和总生存率分别为 37% ～ 47% 和 46% ～ 59%，其中自体或异体造血干细胞移植总体预后无明显差异，但具体亚型之间有所不同。同时，达到完全缓解及更早期的桥接造血干细胞移植更能获益，而对于多次复发的患者则获益甚微。尽管造血干细胞移植可以延长持续缓解时间，但大部分 R/R T/NK 细胞淋巴瘤难以达到客观缓解状态，且存在因为年老、伴随疾病、没有合适供者等而无法接受移植的问题。总而言之，T/NK 细胞淋巴瘤的治疗仍是一个尚待解决的难题。

尽管进入了靶向治疗和免疫治疗的新时代，但美国 FDA 批准用于治疗 R/R T/NK 细胞淋巴瘤的药物在单药临床试验中总应答率（ORR）大都低于 30%。有研究显示 CD30 单抗的应用一定程度提高了 R/R T/NK 细胞淋巴瘤患者的预后，ORR 为 41%，该研究中 AITL 组 ORR 为 54%，中位 PFS 为 6.7 个月，PTCL-NOS 组 ORR 为 33%，中位 PFS 仅 1.6 个月，各亚型总体中位 PFS 仅 2.6 个月，提示 BV 在治疗 R/R T/NK 细胞淋巴瘤时有高应答的优势，但其持续缓解时间仍较短。而在初治患者中，不论是 6 个周期的 CHOP 方案化疗结束后序贯 2 个周期的 BV 还是 BV 联合 CHP 方案化疗都可以显著提高应答率，并延长持续缓解时间。也有多篇病例报道显示复发 / 难治性 NK 细胞淋巴瘤采用 BV 治疗获得缓解。

另外一种靶向 CD30 的策略是 CAR-CD30-T 细胞疗法。一项 Ⅰ 期临床研究采用剂量递增的自体 CAR-CD30-T 细胞治疗 7 例 CD30 阳性的霍奇金淋巴瘤和 2 例 CD30 阳性的 ALTL，4 例达到疾病稳定，1 例完全缓解，1 例部分缓解，这提供了靶向 CD30 的另一种选择。但 CART 疗法也存在抗原丢失引起复发的缺点，且仍需序贯移植。目前 CD30 单抗与 CD30-CAR-T 疗法孰优孰劣，尚缺乏对照研究。

四、总　结

成熟 T/NK 细胞淋巴瘤病理分型复杂，普遍预后差，CD30 单抗能够显著提高初治及复发 / 难治性 CD30 阳性 T/NK 细胞淋巴瘤的疗效，改善预后，且其疗效与 CD30 的表达水平无关，是治疗 T/NK 细胞淋巴瘤的新选择。

参 考 文 献

Bisig B，de Reyniès A，Bonnet C，et al. 2013. CD30-positive peripheral T-cell lymphomas share molecular and phenotypic features[J]. Haematologica，98（8）：1250-1258.

Bossard C，Dobay M P，Parrens M，et al. 2014. Immunohistochemistry as a valuable tool to assess CD30 expression in peripheral T-cell lymphomas：high correlation with mRNA levels[J]. Blood，124（19）：2983-2986.

Coiffier B，Pro B，Prince H M，et al. 2012. Results from a pivotal，open-label，phase Ⅱ study of romidepsin in relapsed or refractory peripheral T-cell lymphoma after prior systemic therapy[J]. J Clin Oncol，30（6）：631-636.

Fanale M A，Horwitz S M，Forero-Torres A，et al. 2014. Brentuximab vedotin in the front-line treatment of patients with CD30+ peripheral T-cell lymphomas：results of a phase Ⅰ study[J]. J Clin Oncol，32（28）：3137-3143.

Fanale M A，Horwitz S M，Forero-Torres A，et al. 2018. Five-year outcomes for frontline brentuximab vedotin with CHP for CD30 expressing peripheral T-cell lymphomas[J]. Blood，131（19）：2120-2124.

Gru A A，Kim J，Pulitzer M，et al. 2018. The use of central pathology review with digital slide scanning in advanced-stage mycosis fungoides and Sézary syndrome：a multi-institutional and international pathology study[J]. Am J Surg Pathol，42：726-734.

Horwitz S M，Advani R H，Bartlett N L，et al. 2014. Objective responses in relapsed T-cell lymphomas with single-agent brentuximab vedotin[J]. Blood，123（20）：3095-3100.

Horwitz S，O'Connor O A，Pro B，et al. 2019. Brentuximab vedotin with chemotherapy for CD30-positive peripheral T-cell lymphoma（ECHELON-2）：a global，double-blind，randomised，phase 3 trial[J]. Lancet，393（10168）：229-240.

Kawamoto K，Miyoshi H，Suzuki T，et al. 2018. Frequent expression of CD30 in extranodal NK/T-cell lymphoma：potential therapeutic target for anti-CD30 antibody-based therapy[J]. Hematol Oncol，36：166-173.

Kim H K，Moon S M，Moon J H，et al. 2015. Complete remission in CD30-positive refractory extranodal NK/T-cell lymphoma with brentuximab vedotin[J]. Blood Res，50（4）：254-256.

Lee W J，Moon I J，Shin H J，et al. 2019. CD30-positive cutaneous extranodal natural killer/T-cell lymphoma：clinicopathological features and survival outcomes[J]. Int J Dermatol，58：688-696.

Mak V，Hamm J，Chhanabhai M，et al. 2013. Survival of patients with peripheral T-cell lymphoma after first relapse or progression：spectrum of disease and rare long-term survivors[J]. J Clin Oncol，31：1970-1976.

Muffly L S，Smith S M. 2014. Hematopoietic cell transplantation in T-cell non-Hodgkin's lymphomas[M]//Cancer consult：expertise for clinical practice. Oxford UK：John Wiley & Sons，Ltd.

O'Connor O A，Horwitz S，Masszi T，et al. 2015. Belinostat in patients with relapsed or refractory peripheral T-cell lymphoma：results of the pivotal phase Ⅱ BELIEF（CLN-19）study. J Clin Oncol，33：2492-2499.

O'Connor O A，Pro B，Pinter-Brown L，et al. 2011. Pralatrexate in patients with relapsed or refractory peripheral T-cell lymphoma：results from the pivotal PROPEL study[J]. J Clin Oncol，29：1182-1189.

Pongpruttipan T，Sukpanichnant S，Assanasen T，et al. 2012. Extranodal NK/T-cell lymphoma，nasal type，includes cases of natural killer cell and αβ，γδ，and αβ/γδ T-cell origin：A comprehensive clinicopathologic and phenotypic study[J]. Am J Surg Pathol，36（4）：481-499.

Poon L M，Kwong Y L. 2016. Complete remission of refractory disseminated NK/T cell lymphoma with brentuximab vedotin and bendamustine[J]. Ann Hematol，95（15）：847-849.

Ramos C A，Heslop H E，Brenner M K. 2016. CAR-T cell therapy for lymphoma[J]. Annu Rev Med，67（1）：165-183.

Sabattini E，Pizzi M，Tabanelli V，et al. 2013. CD30 expression in peripheral T-cell lymphomas[J]. Haematologica，98（8）：e81-e82.

Vose J，Armitage J，Weisenburger D，et al. 2008. International peripheral T-cell and natural killer/T-cell lymphoma study：pathology findings and clinical outcomes[J]. J Clin Oncol，26（25）：4124-4130.

Zain J M. 2019. Aggressive T-cell lymphomas：2019 updates on diagnosis，risk stratification，and management[J]. Am J Hematol，94（8）：929-946.

第四节　CD30 阳性成熟 B 细胞淋巴瘤的治疗与研究进展

　　CD30 为来源于肿瘤坏死因子（TNF）受体家族的一种细胞膜蛋白，由 T、B 免疫母细胞在滤泡旁区和生发中心的外周边缘表达，通常与 B 细胞和 T 细胞的激活相关，在淋巴瘤各型中均有表达。本节拟对 CD30 阳性的成熟 B 细胞淋巴瘤的诊治作一综述。

一、弥漫大 B 细胞淋巴瘤

　　弥漫大 B 细胞淋巴瘤（DLBCL）是成人最常见的淋巴瘤亚型，具有高度侵袭性。R-CHOP 是弥漫大 B 细胞淋巴瘤患者的标准一线治疗方案，但治疗后仍有高达 40%～50% 的患者原发耐药或复发，目前复发/难治性弥漫大 B 细胞淋巴瘤没有标准治疗方案，临床多采用利妥昔单抗（R）联合二线化疗方案或自体干细胞移植，但最终约 30% 的患者治疗失败。

因此对于复发 / 难治性弥漫大 B 细胞淋巴瘤，亟待新的药物来改变患者预后。

既往文献报道，CD30 在弥漫大 B 细胞淋巴瘤中的表达率为 14% ～ 40%，提示我们可将维布妥昔单抗应用到弥漫大 B 细胞淋巴瘤的治疗中。

Jacobsen 团队报道了一项关于维布妥昔单抗单药治疗 CD30 阳性复发 / 难治性弥漫大 B 细胞淋巴瘤的 Ⅱ 期临床试验：48 名患者可评估疗效，客观反应率（ORR）为 44%，完全缓解率为 17%（CR 的中位持续时间为 16.6 个月），部分缓解率为 27%，中位无进展生存期（PFS）为 4 个月。值得注意的是，其中有 7 例 CD30 阳性灰区淋巴瘤患者，ORR 为 57%，完全缓解率为 29%，部分缓解率为 29%。毒副作用方面，81% 的患者出现了 3/4 级治疗相关不良事件（TRAE），主要包括中性粒细胞减少症、发热和恶心等。

亦有维布妥昔单抗联合其他药物治疗复发 / 难治性弥漫大 B 细胞淋巴瘤的报道。Ward 等报道了一项联合使用维布妥昔单抗及来那度胺治疗复发 / 难治性弥漫大 B 细胞淋巴瘤的 Ⅰ 期临床试验，维布妥昔单抗最大使用剂量为 1.2mg/kg，每 3 周 1 次，而来那度胺使用剂量为 25mg/d，ORR 为 53%，完全缓解率为 41%，主要剂量限制性毒性为中性粒细胞减少。同时，目前也正在进行维布妥昔单抗联合苯达幕斯汀（NCT02594163）的临床试验，可为复发 / 难治性弥漫大 B 细胞淋巴瘤患者带来新的希望。

研究人员亦开展了将维布妥昔单抗应用于一线治疗弥漫大 B 细胞淋巴瘤的临床试验。Yasenchak 团队报道了一项维布妥昔单抗联合 R-CHOP 方案治疗初治弥漫大 B 细胞淋巴瘤的 Ⅱ 期临床试验（NCT01925612），入组人群为 IPI 评分 3 ～ 5 分患者，随机使用 1.2mg/kg 或 1.8mg/kg 联合标准 R-CHOP 方案化疗。中期分析共纳入 33 例患者，12 例患者完成治疗结束访视。12 例患者的 ORR 为 92%，完全缓解率为 58%，部分缓解率为 33%，且 CD30 阳性患者的完全缓解率高于 CD30 阴性患者（92% *vs.* 69%）。值得注意的是，该方案对于部分 EBV 阳性弥漫大 B 细胞淋巴瘤患者亦有不错的疗效。但该研究并无后续无进展生存及总生存期的相关报道。对于年龄大于 75 岁的高龄患者，亦有研究探索维布妥昔单抗联合 mini-CHP 治疗这部分高危患者的可行性（NCT02734771），期待后续可得到阳性结果。

综上，关于维布妥昔单抗在复发 / 难治性弥漫大 B 细胞淋巴瘤治疗或弥漫大 B 细胞淋巴瘤一线治疗中的应用，均已有较多的文献报道，但研究并未集中于 CD30 阳性弥漫大 B 细胞淋巴瘤。由于 CD30 在弥漫大 B 细胞淋巴瘤中的表达有限，后续研究应集中于研究人群及标志物的选择。对于治疗结束后的维持及续贯研究也值得关注。同时，对于一线治疗患者，治疗的毒副作用也是重要的关注点，需妥善选择维布妥昔单抗用量及联合化疗方案用量。我们相信，未来将有更多的研究指导我们在弥漫大 B 细胞淋巴瘤中精准应用维布妥昔单抗。

二、原发性纵隔大 B 细胞淋巴瘤

原发性纵隔大 B 细胞淋巴瘤是一种较为罕见的淋巴瘤，由于其发病率低、临床异质性强，治疗方案较为局限，目前较为常用的是以阿霉素为主的治疗方案如 DA-EPOCH-R、R-CHOP 等，但仍存在部分患者耐药。原发性纵隔大 B 细胞淋巴瘤中约 80% 的患者均表达 CD30，提示维布妥昔单抗在原发性纵隔大 B 细胞淋巴瘤中有广阔的运用前景。

Svoboda 团队开展了一项维布妥昔单抗联合 R-CHP 一线治疗 CD30 阳性 B 细胞淋巴瘤的 I / II 期多中心临床试验（NCT01994850）。该研究共有 29 例患者可评估疗效，其中 22 例患者为原发性纵隔大 B 细胞淋巴瘤。该方案总有效率（OR）为 100%，完全缓解率为 86%。中位随访时间 30 个月，2 年无进展生存率为 86%，2 年总有效率为 100%。毒副作用方面，84% 的患者发生了 3/4 级治疗相关不良事件，77% 的患者发生了 3/4 级血液学相关不良事件，但无治疗相关的死亡病例。

Zinzani 团队开展了一项纳武利尤单抗联合维布妥昔单抗治疗 CD30 阳性复发 / 难治性原发性纵隔大 B 细胞淋巴瘤的 I / II 期非盲、单臂试验（NCT02581631）。该研究共有 30 例患者可评估疗效，客观反应率为 70%，完全缓解率为 43%。6 个月的无进展生存率为 63.5%。83% 的患者出现治疗相关不良事件，其中最常见的是中性粒细胞减少（30%，均为 3 ～ 4 级）和周围神经病变（27%，10% 为 3 ～ 4 级），6 例患者因不良事件停药。6 例接受自体造血干细胞移植的患者中，没有患者出现移植物抗宿主病。8 例患者死亡，其中 5 例患者死于疾病进展，没有患者死于治疗药物相关不良反应。

综上，维布妥昔单抗无论是用于一线还是复发时治疗原发性纵隔大 B 细胞淋巴瘤，均有较好的缓解率及生存率。考虑到 CD30 在原发性纵隔大 B 细胞淋巴瘤中高表达，后续研究中可联合分子生物学检测，早期识别出难治性原发性纵隔大 B 细胞淋巴瘤，将维布妥昔单抗一线应用于这部分患者，以进一步提高预后。

三、总　　结

由于 CD30 在成熟 B 细胞淋巴瘤中表达有限，目前维布妥昔单抗治疗相关报道集中在弥漫大 B 细胞淋巴瘤及原发性纵隔大 B 细胞淋巴瘤。未来可联合基因测序、分子生物学检测等开展临床试验以选择出对于维布妥昔单抗治疗更为敏感的患者，以期进一步提高疗效。

参 考 文 献

中国临床肿瘤学会指南工作委员会 . 2020. 中国临床肿瘤学会（CSCO）淋巴瘤诊疗指南 [M]. 北京：人民卫生出版社 .

Bhatt G，Maddocks K，Christian B. 2016. CD30 and CD30-targeted therapies in Hodgkin lymphoma and other B cell lymphomas[J]. Curr Hematol Malig Rep，11（6）：480-491.

Jacobsen E D，Sharman J P，Oki Y，et al. 2015. Brentuximab vedotin demonstrates objective responses in a phase 2 study of relapsed/ refractory DLBCL with variable CD30 expression[J]. Blood，125（9）：1394-1402.

Jagadeesh D，Horwitz S M，Bartlett N L，et al. 2019. Response to brentuximab vedotin by CD30 expression：results from five trials in PTCL，CTCL，and B-cell lymphomas[J]. J Clin Oncol，37（15_suppl）：7543.

Svoboda J，Bair S M，Landsburg D J，et al. 2021. Brentuximab vedotin in combination with rituximab，cyclophosphamide，doxo-rubicin，and prednisone as frontline treatment for patients with CD30-positive B-cell lymphomas[J]. Haematologica，106（6）：1705-1713.

Ward J P，Thein J，Luo J，et al. 2015. A phase I trial of brentuximab vedotin in combination with lenalidomide in relapsed or refrac-tory diffuse large B-cell lymphoma[D]. Orlando：American Society of Hematology.

Yasenchak C A，Farber C M，Budde L E，et al. 2014. Brentuximab vedotin in combination with RCHOP as front-line therapy in patients with DLBCL：interim results from a phase 2 Study[J]. Blood，124（21）：1745.

Zinzani P L，Pellegrini C，Chiappella A，et al. 2017. Brentuximab vedotin in relapsed primary mediastinal large B-cell lymphoma：results from a phase 2 clinical trial[J]. Blood，129（16）：2328-2330.

Zinzani P L，Santoro A，Gritti G，et al. 2019. Nivolumab combined with brentuximab vedotin for relapsed/refractory primary medi-astinal large B-cell lymphoma：efficacy and safety from the phase Ⅱ CheckMate 436 study[J]. J Clin Oncol，37（33）：3081-3089.

第五节　CD30 阳性移植后淋巴组织增生性疾病的治疗与研究进展

移植后淋巴组织增生性疾病（post-transplant lymphoproliferative disorder，PTLD）是一种在实体器官移植（SOT）或造血干细胞移植（HSCT）后免疫抑制的情况下发生的淋巴组织或浆细胞异常增生疾病。PTLD 是严重危及生命的并发症，从淋巴组织反应性增生到明显的淋巴瘤，呈谱系性病变。由于该疾病的罕见性，目前对于 PTLD 的诊治尚有局限性，本节拟对 CD30 阳性 PTLD 的诊治作一综述。

一、PTLD 的病理类型

2016 修订版 WHO 分类提出的 PTLD 分型见表 1。

表 1　2016 修订版 WHO 分类提出的 PTLD 分型

非破坏性 PTLD	
浆细胞增生	
传染性单核细胞增多症样病变	
旺炽性滤泡增生	
多形性 PTLD	9971/1（ICD-O）
单形性 PTLD（根据所类似的淋巴瘤进行分类）	9971/3
B 细胞肿瘤	
弥漫大 B 细胞淋巴瘤	
伯基特淋巴瘤	
浆细胞骨髓瘤	
浆细胞瘤	
其他 [EBV+MALToma（黏膜相关淋巴组织淋巴瘤）]	
T 细胞肿瘤	
外周 T 细胞淋巴瘤，非特指	
肝脾 T 细胞淋巴瘤	
其他	
经典型霍奇金淋巴瘤型 PTLD	

在传染性单核细胞增多症样病变和多形性 PTLD 中可见大量 CD30 阳性细胞，应用靶向药物，可能使患者受益。

二、CD30 表达与 PTLD 诊断及预后的关系

CD30 分子是一种大小为 120kDa 的细胞表面糖蛋白，是肿瘤坏死因子受体（TNFR）

超家族的成员，最先发现于霍奇金淋巴瘤患者的 R-S 细胞和间变性大细胞淋巴瘤的表面。既往研究表明，CD30 阳性患者发生 PTLD 的时间比 CD30 阴性患者要早（2.1 年 *vs.* 8.2 年，*P*=0.01）。PTLD 通常与其相应淋巴瘤类型免疫表型相同。DLBCL-PTLD 通常广泛表达 B 细胞相关抗原，在 73% 的 DLBCL-PTLD 中，超过 20% 的细胞为 CD30 阳性。经典型霍奇金淋巴瘤 PTLD 在富含 T 细胞的背景中，也可出现一定量 CD15 阳性、CD30 阳性、CD45 阴性的 R-S 细胞。

同时，膜结合的 CD30 分子可以被金属蛋白酶水解切割，从而产生约 85kDa 的可溶形式（sCD30）。在健康人群中检测到可溶性 CD30 的血清水平较低。研究表明，sCD30 不仅可作为移植前后移植排斥反应的标志物，与受者移植物的预后不良有关，且其在移植前水平的升高可增加 PTLD 的发生率，同时也是 PTLD 治疗后的预后因素。

PTLD 的治疗目前主要包括减停免疫抑制剂（RI）、化学疗法、利妥昔单抗、手术和放疗，或以上方法的联合治疗，但仍存在部分患者治疗效果差，需要应用新的靶向药物治疗。

维布妥昔单抗是一种靶向 CD30 的靶向抗体药物结合物（ADC），已被美国 FDA 批准用于治疗复发 / 难治性经典型霍奇金淋巴瘤和全身间变性大细胞淋巴瘤，同时也在其他 CD30 阳性淋巴瘤中有所运用。同样，维布妥昔单抗也可用于治疗相似淋巴瘤型 PTLD，但由于疾病的罕见性，目前暂无相关临床试验报道，仅有个案报道。

Mika 等报道了一例 52 岁的男性患者，该患者初始诊断为急性髓系白血病，接受诱导治疗达到完全缓解后接受异基因造血干细胞移植术，移植术后 145 天，患者被诊断为弥漫大 B 细胞淋巴瘤 -PTLD（侵犯部位为肺），予以 R-CHOP 治疗后疾病进展，并逐渐出现脑侵犯，后续患者接受了 12 个疗程维布妥昔单抗（1.8mg/kg，1 次 / 月）及 6 次异体 EBV 特异性 T 细胞输注。最终患者病灶消失，考虑完全缓解，目前已无病生存 3.5 年。

Choi 等报道了一例 58 岁的女性患者，该患者 20 年前曾接受肾移植，长期服用抗排斥药物，其左手动静脉瘘管处出现一进行性增大的肿块，病理切除后提示为 T 细胞 PTLD，具有间变性大细胞淋巴瘤表型。患者后续接受了 3 个疗程维布妥昔单抗（1.8mg/kg，1 次 / 21 天）治疗，后因神经毒性停止治疗，并加用了 2 个疗程利妥昔单抗（375mg/m^2）治疗，治疗 2 年后，患者仍持续缓解（图 1）。

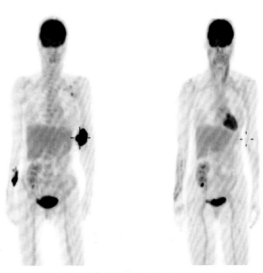

图 1　维布妥昔单抗治疗前后 PET/CT 图像

综上，随着造血干细胞移植及器官移植的技术不断进步，患者的生存时间延长，未来 PTLD 发病率将逐渐增加，而由于 PTLD 中 CD30 高表达，提示维布妥昔单抗将在 PTLD 的治疗中广泛应用。

（李文瑜）

参 考 文 献

Berger G K，McBride A，Lawson S，et al. 2017. Brentuximab vedotin for treatment of non-Hodgkin lymphomas：a systematic review[J]. Crit Rev Oncol Hematol，109：42-50.

Choi M，Fink S，Prasad V，et al. 2016. T cell PTLD successfully treated with single-agent brentuximab vedotin first-line therapy[J]. Transplantation，100（3）：e8-e10.

de Claro R A，McGinn K，Kwitkowski V，et al. 2012. U.S. Food and Drug Administration approval summary：brentuximab vedotin for the treatment of relapsed Hodgkin lymphoma or relapsed systemic anaplastic large-cell lymphoma[J]. Clin Cancer Res，18（21）：5845-5849.

Evens A M，Roy R，Sterrenberg D，et al. 2010. Post-transplantation lymphoproliferative disorders：diagnosis，prognosis，and current approaches to therapy[J]. Curr Oncol Rep，12（6）：383-394.

Haque T，Chaggar T，Schafers J，et al. 2011. Soluble CD30：a serum marker for Epstein-Barr virus-associated lymphoproliferative diseases[J]. J Med Virol，83（2）：311-316.

Hartley C，Vaughan J W，Jarzembowski J，et al. 2017. CD30 expression in monomorphic posttransplant lymphoproliferative disorder，diffuse large B-cell lymphoma correlates with greater regulatory T-cell infiltration[J]. Am J Clin Pathol，148（6）：485-493.

Heinemann F M，Rebmann V，Witzke O，et al. 2007. Association of elevated pretransplant sCD30 levels with graft loss in 206 patients treated with modern immunosuppressive therapies after renal transplantation[J]. Transplantation，83（6）：706-711.

Hill B T，Tubbs R R，Smith M R. 2015. Complete remission of CD30-positive diffuse large B-cell lymphoma in a patient with post-transplant lymphoproliferative disorder and end-stage renal disease treated with single-agent brentuximab vedotin[J]. Leuk Lymphoma，56（5）：1552-1553.

Kinch A，Amini R M，Hollander P，et al. 2020. CD30 expression and survival in posttransplant lymphoproliferative disorders[J]. Acta Oncol，59（6）：673-680.

Mika T，Strate K，Ladigan S，et al. 2019. Refractory Epstein-Barr virus（EBV）-related post-transplant lymphoproliferative disease：cure by combined brentuximab vedotin and allogeneic EBV-specific T-lymphocytes[J]. Front Med（Lausanne），6：295.

Mohri T，Ikura Y，Hirakoso A，et al. 2018. Classical Hodgkin lymphoma type post-transplant lymphoproliferative disorder in a kidney transplant recipient：a diagnostic pitfall[J]. Int J Hematol，108（2）：218-227.

Schlaf G，Altermann W W，Rothhoff A，et al. 2007. Soluble CD30 serum level：an adequate marker for allograft rejection of solid organs[J] Histol Histopathol，22（11）：1269-1279.

Swerdlow S H，Webber S A，Chadburn A，et al. 2017. Post-transplant lymphoproliferative disorders[J]//Swerdlow S H，Campo E，Harris N L，et al. WHO classification of tumours of haematopoietic and lymphoid tissues. Lyon：IARC Press：453-462.

Vase M ø，Maksten E F，Bendix K，et al. 2015. Occurrence and prognostic relevance of CD30 expression in post-transplant lymphoproliferative disorders[J]. Leuk Lymphoma，56（6）：1677-1685.

WHO 关于淋巴组织肿瘤的分类（2016 年修订第四版）

附表　2016 年 WHO 淋巴组织肿瘤分类

前体淋巴母细胞性肿瘤	B 淋巴母细胞性白血病 / 淋巴瘤
	T 淋巴母细胞性白血病 / 淋巴瘤
	早期 T 细胞前体淋巴母细胞性白血病
	NK 淋巴母细胞性白血病 / 淋巴瘤
成熟 B 细胞淋巴瘤	慢性淋巴细胞性白血病（CLL）/ 小淋巴细胞性淋巴瘤
	单克隆 B 细胞淋巴细胞增多症，CLL 型
	单克隆 B 细胞淋巴细胞增多症，非 CLL 型
	B 细胞幼淋巴细胞性白血病
	脾边缘区淋巴瘤
	毛细胞白血病
	脾 B 细胞淋巴瘤 / 白血病，未分类
	脾弥漫性红髓小 B 细胞淋巴瘤
	毛细胞性白血病变异型
	淋巴浆细胞性淋巴瘤
	华氏巨球蛋白血症
	IgM 型意义不明的单克隆丙种球蛋白病（MGUS）
	重链病
	μ 重链病
	γ 重链病
	α 重链病
	浆细胞肿瘤
	非 IgM 型 MGUS
	浆细胞骨髓瘤
	骨孤立性浆细胞瘤
	骨外浆细胞瘤
	单克隆免疫球蛋白沉积病
	原发性淀粉样变性
	轻链及重链沉积症
	黏膜相关淋巴组织结外边缘区淋巴瘤（MALT 淋巴瘤）
	淋巴结边缘区淋巴瘤

儿童淋巴结边缘区淋巴瘤

滤泡性淋巴瘤

　原位滤泡性肿瘤

　　十二指肠型滤泡性淋巴瘤

　　睾丸滤泡性淋巴瘤

儿童型滤泡性淋巴瘤

伴 IRF4 重排的大 B 细胞淋巴瘤

原发性皮肤滤泡中心淋巴瘤

套细胞淋巴瘤

　　白血病性非淋巴结型套细胞淋巴瘤

　　原位套细胞瘤变

弥漫性大 B 细胞淋巴瘤（DLBCL），非特指

　　生发中心 B 细胞亚型

　　活化 B 细胞亚型

富于 T 细胞 / 组织细胞的大 B 细胞淋巴瘤

原发性中枢神经系统 DLBCL

原发性皮肤 DLBCL，腿型

EBV 阳性 DLBCL，非特指

EBV 阳性黏膜皮肤溃疡

慢性炎症相关性 DLBCL

　　纤维素相关性 DLBCL

淋巴瘤样肉芽肿病，1 级和 2 级

淋巴瘤样肉芽肿病，3 级

原发性纵隔（胸腺）大 B 细胞淋巴瘤

血管内大 B 细胞淋巴瘤

ALK 阳性大 B 细胞淋巴瘤

浆母细胞性淋巴瘤

原发性渗出性淋巴瘤

HHV8 阳性 DLBCL，非特指

HHV8 阳性嗜生发中心淋巴组织增生性疾病

伯基特淋巴瘤

伴有 11q 异常的伯基特样淋巴瘤

高级别细胞淋巴瘤（HGBL）

　　伴有 Myc 和 Bcl-2 和 / 或 Bcl-6 重排的 HGBL

　　HGBL，非特指

兼有 DLBCL 和 CHL 特征的 B 细胞淋巴瘤，不能分类

续表

成熟 T 和 NK 细胞淋巴瘤	T 细胞幼淋巴细胞性白血病
	T 细胞大颗粒淋巴细胞性白血病
	慢性 NK 细胞淋巴组织增生性疾病
	侵袭性 NK 细胞白血病
	儿童系统性 EBV 阳性 T 细胞淋巴瘤
	T 及 NK 细胞型慢性活动性 EBV 感染，系统型
	水疱 - 痘疮样淋巴组织增生性疾病
	重度蚊虫叮咬性过敏症
	成人 T 细胞白血病 / 淋巴瘤
	结外 NK/T 细胞淋巴瘤，鼻型
	肠病相关 T 细胞淋巴瘤
	单形性嗜上皮性肠道 T 细胞淋巴瘤
	胃肠道惰性 T 细胞淋巴组织增生性疾病
	肝脾 T 细胞淋巴瘤
	皮下脂膜炎样 T 细胞淋巴瘤
	蕈样肉芽肿
	塞扎里（Sézary）综合征
	原发性皮肤 CD30 阳性 T 细胞淋巴组织增生性疾病
	淋巴瘤样丘疹病
	原发性皮肤间变性大细胞淋巴瘤
	原发性皮肤 γδT 细胞淋巴瘤
	原发性皮肤 CD8 阳性侵袭性嗜表皮细胞毒性 T 细胞淋巴瘤
	原发性皮肤肢端 CD8 阳性细胞淋巴瘤
	原发性皮肤 CD4 阳性小 / 中 T 细胞淋巴组织增生性疾病
	外周 T 细胞淋巴瘤，非特指
	血管免疫母细胞性 T 细胞淋巴瘤
	滤泡性 T 细胞淋巴瘤
	具有滤泡辅助 T 细胞表型的淋巴结外周 T 细胞淋巴瘤
	间变性大 T 细胞淋巴瘤，ALK 阳性
	间变性大 T 细胞淋巴瘤，ALK 阴性
	乳腺植入物相关性间变性大细胞淋巴瘤
霍奇金淋巴瘤	结节性淋巴细胞为主型霍奇金淋巴瘤
	经典型霍奇金淋巴瘤
	结节硬化型经典型霍奇金淋巴瘤
	富于淋巴细胞型经典型霍奇金淋巴瘤
	混合细胞型经典型霍奇金淋巴瘤
	淋巴细胞消减型经典型霍奇金淋巴瘤

免疫缺陷相关性淋巴组织增生性疾病	移植后淋巴组织增生性疾病（PTLD）
	非破坏性 PTLD
	浆细胞增生型 PTLD
	传染性单核细胞增多症型 PTLD
	旺炽性滤泡增生型 PTLD
	多形性 PTLD
	单形性 PTLD
	经典型霍奇金淋巴瘤性 PTLD
	其他医源性免疫缺陷相关性淋巴组织增生性疾病
组织细胞和树突状细胞肿瘤	组织细胞肉瘤
	朗格汉斯细胞组织细胞增生症
	朗格汉斯细胞肉瘤
	未确定类树突状细胞肿瘤
	交指树突状细胞肉瘤
	滤泡树突状细胞肉瘤
	纤维母细胞性网状细胞肿瘤
	播散性幼年黄色肉芽肿
	Erdheim-Chester 病

注：斜体为暂定型。

附录二

国内部分医院病理科 CD30 抗体及免疫组化染色检测平台

附表　国内部分医院病理科 CD30 抗体及免疫组化染色检测平台相关信息（*n*=19）

医院名称	CD30 克隆号	来源	工作浓度	检测平台
天津医科大学肿瘤医院	JCM182	中杉金桥	即用型	Roche Ventana
福建医科大学附属协和医院	Ber-H2	Roche Ventana	即用型	Roche Ventana
中国医学科学院肿瘤医院	Ber-H2	Roche Ventana	即用型	Roche Ventana
北京大学肿瘤医院	Ber-H2	Roche Ventana	即用型	Roche Ventana
中国科学技术大学附属第一医院	JCM182	中杉金桥	即用型	Roche Ventana
重庆大学附属肿瘤医院	Ber-H2	迈新生物	即用型	Roche Ventana；迈新
空军军医大学西京医院	Ber-H2	迈新生物	即用型	Roche Ventana；迈新
江苏省人民医院	Ber-H2	迈新生物	即用型	Roche Ventana；迈新
上海交通大学医学院附属瑞金医院	Ber-H2	Dako	即用型	Leica
北京协和医院	JCM182	Leica/Novocastra	即用型	Leica
四川大学华西医院	JCM182	中杉金桥	即用型	Leica
重庆医科大学附属第一医院	Ber-H2	迈新生物	即用型	Leica
中国人民解放军总医院	JCM182	Leica/Novocastra	1 ∶ 150	Leica
中山大学肿瘤防治中心	JCM182	GeneTech	1 ∶ 100	Leica
浙江大学附属第一医院	JCM182	GeneTech	1 ∶ 200	Leica
复旦大学附属中山医院	Ber-H2	Dako	即用型	Leica
华中科技大学同济医学院附属协和医院	JCM182	中杉金桥	即用型	Dako
苏州大学附属第一医院	Ber-H2	Roche Ventana	1 ∶ 100	Dako
北京大学人民医院	Ber-H2	迈新生物	即用型	手工操作

商品化（市售）CD30 抗体克隆号及来源

附表　商品化（市售）CD30 抗体克隆号及来源

抗体克隆号	来源
mAb clone Ber-H2	Dako
mAb clone Ber-H2	Cell Marque
mAb clone Ber-H2	Thermo/Neomarkers
mAb clone Ber-H2	Dignostic BioSystems
mAb clone Ber-H2	Immunologic
mAb clone Ber-H2	Zytomed Systems
mAb clone Ber-H2	Nordic Biosite
mAb clone IJ12	Leica/Novocastra
mAb clone JCM182	Leica/Novocastra
mAb clone CON6D/5	Biocare
mAb clone HRS4	Thermo/Neomarkers
mAb clone Ber-H2 IS/IR602（即用型）	Dako
mAb clone Ber-H2 790-4858（即用型）	Roche Ventana
mAb Ber-H2 MAD-002045QD（即用型）	Master Diagnostica
mAb clone Ber-H2 MAB-0023（即用型）	Maixin
mAb clone Ber-H2 MS-361-R7（即用型）	Thermo/Neomarkers
mAb clone Ber-H2 130M（即用型）	Cell Marque
mAb clone JCM182 PA0790（即用型）	Leica/Novocastra

部分淋巴瘤亚型

中文	英文	缩写
淋巴细胞增生性疾病	lymphoproliferative disease	LPD
外周 T 细胞淋巴瘤	peripheral T cell lymphoma	PTCL
非皮肤型外周 T 细胞淋巴瘤	noncutaneous PTCL	—
外周 T 细胞淋巴瘤，非特指	peripheral T cell lymphoma，not otherwise specified	PTCL-NOS
皮肤性 T 细胞淋巴瘤	cutaneous T cell lymphoma	CTCL
血管免疫母细胞性 T 细胞淋巴瘤	angioimmunoblastic T cell lymphoma	AITL
间变性大细胞淋巴瘤	anaplastic large cell lymphoma	ALCL
蕈样肉芽肿	mycosis fungoides	MF
弥漫大 B 细胞淋巴瘤	diffuse large B cell lymphoma	DLBCL
复发 / 难治性弥漫大 B 细胞淋巴瘤	relapsed or refractory diffuse large B cell lymphoma	r/r DLBCL
原发性纵隔大 B 细胞淋巴瘤	primary mediastinal large B cell lymphoma	PMBL
NK/T 细胞淋巴瘤	NK/T cell lymphoma	—
结外 NK/T 细胞淋巴瘤，鼻型	extranodal NK/T cell lymphoma，nasal type	—
原发性皮肤间变性大细胞淋巴瘤	primary cutaneous anaplastic largecell lymphoma	pcALCL
乳腺植入物相关性间变性大细胞淋巴瘤	breast implant-associated anaplastic large cell lymphoma	BIA-ALCL
霍奇金淋巴瘤	Hodgkin lymphoma	HL
经典型霍奇金淋巴瘤	classical Hodgkin lymphoma	CHL
结节性淋巴细胞为主型霍奇金淋巴瘤	nodular lymphocyte predominant Hodgkin lymphoma	NLPHL
移植后淋巴组织增生性疾病	post-transplant lymphoproliferative disorder	PTLD

淋巴瘤常用治疗方案与药物

维布妥昔单抗　brentuximab vedotin，BV

自体造血干细胞移植　autologous hematopoietic stem cell transplantation，ASCT

AA 方案　阿霉素（Adriamycin，A）+ 阿糖胞苷（Cytarabine，Ara-C）

A+AVD 方案　注射用维布妥昔单抗（Adcetris，商品名安适利，A）+ 阿霉素（Adriamycin，A）+ 长春花碱（Vinblastine，V）+ 达卡巴嗪（Dacarbazine，D）

ABVD 方案　阿霉素（Adriamycin，A）+ 博来霉素（Bleomycin，B）+ 长春花碱（Vinblastine，V）+ 达卡巴嗪（Dacarbazine，D）

BEACOPP 方案　博来霉素（Bleomycin，B）+ 依托泊苷（Etoposide，E）+ 阿霉素（Adriamycin，A）+ 环磷酰胺（Cyclophosphamide，C）+ 长春新碱（Oncovin，O）+ 甲基苄肼（Procarbazine，P）+ 泼尼松（Prednisone，P）

CD30 单抗 + CHP 方案　CD30 单抗（Brentuximab vedotin，维布妥昔单抗）+ 环磷酰胺（Cyclophosphamide，C）+ 阿霉素（Hydroxyldaunorubicin，H）+ 泼尼松（Prednisone，P）

DICE 方案　地塞米松（Dexamethasone，D）+ 异环磷酰胺（ifosfamide，I）+ 卡铂（Carboplatin，C）+ 依托泊苷（Etoposide，E）

R-CHOP 方案　利妥昔单抗（Rituximab，R）+ 环磷酰胺（Cyclophosphamide，C）+ 阿霉素（Hydroxyldaunorubicin，H）+ 长春新碱（Oncovin，O）+ 泼尼松（Prednisone，P）

肿瘤治疗疗效常用评价观察指标

中文	英文	缩写
总生存期	overall survival	OS
总缓解期	duration of overall response	—
疾病稳定期	duration of stable disease	—
无病生存期	disease-free survival	DFS
无进展生存期	progression-free survival	PFS
疾病进展时间	time to progression	TTP
中位生存期	median survival time	MST
5 年生存率	five-year survival rate	—
客观反应率	objective response rate	ORR
完全缓解	complete response	CR
部分缓解	partial response	PR
疾病稳定	stable disease	SD
疾病进展	progressive disease	PD
疾病控制率	disease control rate	DCR（=CR+PR+SD）